張永明醫師為您釋夢診病

夢病

身體哪裡出狀況
夢會告訴你

張永明 著

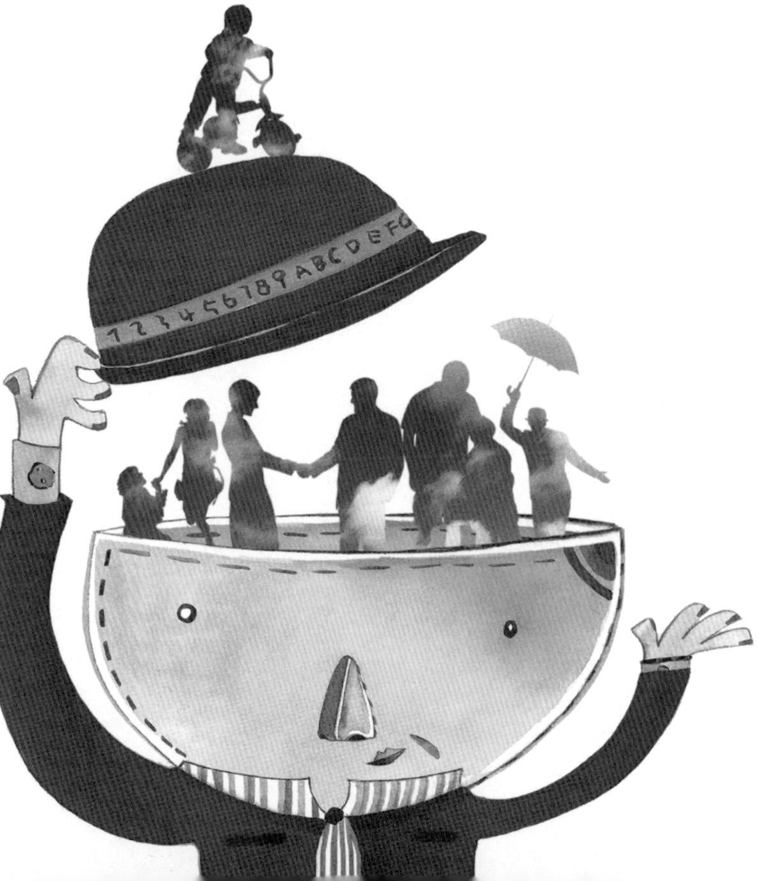

〈序〉了解人類文明病的一把關鍵鑰匙——夢

夢的發生和人類的歷史同存，早在殷商時期的甲骨文就已經詳細記錄了人在做夢過程時肢體的表現，反映出當時人們對夢境的好奇與探索。在古時候，夢常常被賦予鬼神和魂魄的理論，被當成占卜吉凶禍福的主要媒介，自然成爲上位者統治和教化的工具。然而，隨著社會的變遷以及人類思想智慧的進展，夢境的研究已經逐漸脫離了鬼神理論或「日有所思、夜有所夢」的粗淺認識，反而成爲心理與精神層次上的探索，這可以從佛洛伊德所著的《夢的解析》得到印證，將夢的探討提升到更高的精神醫學研究領域。

夢境有因爲人類時代的演進而消失嗎？當然沒有，夢反而隨著社會的文明腳步與社會壓力的增加而與日俱增，這可以從越來越多人在入睡後多夢紛紜，不斷反覆失眠、睡不著等問題中反映出來。夢境已經成爲了解人類文明病的一把關鍵鑰匙。

本書主要是探討夢境與疾病之間的關係。內容分成兩個主軸，其一是藉由現代醫學與傳統中醫學的理論架構，分析自己在臨床診療疾病的過程中，患者所出現的夢境意義。從個體疾病的發生和發展過程中，透視出夢境在此過程中所扮演的角色，傳達夢境對疾病也有一定的影響力。

其二，結合歷代名醫的醫案紀錄中所遇到類似的夢境治療經驗。這些紀錄都是擷取自具代表性的醫書，如《名醫類案》《續名醫類案》，或是當時有名的醫家，如許叔微、羅謙甫、傅青主等的治療經驗，帶領讀者穿越百年、千年的時空，進入當時的時代背景，深入了解當時的這些名醫是如何解夢與解病，將看似神奇與迷惑的病夢，逐步抽絲剝繭而化解！

現代與古代醫療經驗的互相印證，主要目的是透過這些古代可信任的醫案或名醫的臨床治療經驗，來闡述病與夢之間的關係，以及病與夢存在的合理性，進一步也能呼應自己在臨床上所觀察與記錄的病夢案例，相信每一位讀者能以更開闊的胸襟來認識夢與病之間的關係！

書中所描述的每一個案例都是眞實的故事！希望讀者能夠以輕鬆的心情來分享書中每一則有趣和充滿玄奇的夢中經歷，用客觀的心態去理解夢境與疾病的關係，從中獲得經驗，深刻的體悟自己夢境中的心靈活動，積極釋放掉心頭的壓力來源，尋求身心靈的平衡狀態！

此外，書中相關中醫處方箋乃針對個案所開立，讀者若有類似病症，仍需尋求中醫師問診確認，請勿自行抓藥服用。

一品堂豊原中醫診所院長　張永明

CONTENTS

第二部

張醫師釋夢談病

C O N T E N T S

CONTENTS

C O N T E N T S

第一部

夢如何反應我們的身體狀況

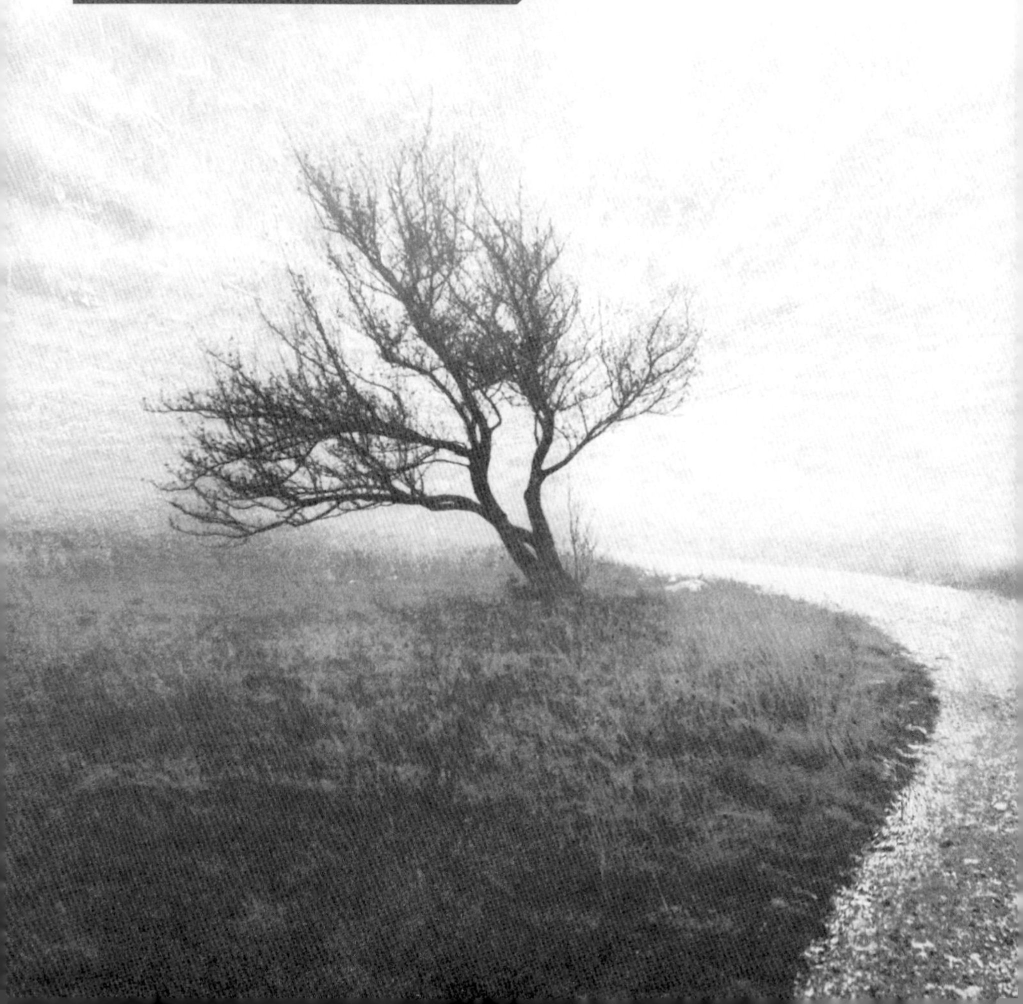

精神分析學家佛洛伊德在《夢的解析》一書中提到：「夢是一種受壓抑的願望經過變形的滿足。」透過對夢的了解，深入探討一個人的心智活動，因此，夢可以成為通往潛意識的康莊大道。

每一個人終其一生會做無數的夢，夢的內容形形色色、多采多姿，而夢是如何產生的？夢和疾病之間的關係又是如何？這些都是令人好奇與關注的課題。本書將從古至今探討夢產生的原因與意義，並從臨床診治經驗觀察與古代名醫案例紀錄，來探索夢境這道跨越健康與疾病的橋梁。

人為什麼做夢？

《簡明不列顛百科全書》對夢的解釋為：「夢是入睡後腦中出現的表象活動。對夢的本質認識各異，或認為夢是現實的反映，預見的來源，祛病的靈性感受，或認為夢也是一種覺醒狀態，或把夢視為一種潛意識活動……」

希臘哲學家柏拉圖認為：「夢是人類日常生活的繼續」且「夢是創造的源泉」。

俄國生理學家巴甫洛夫則說：「做夢是一種痕跡刺激，並且大都是陳舊痕跡的興奮。」由於痕跡的再現和新舊強弱的差異性，加上睡眠時對環境刺激的反應能力不同，夢境有時平淡無奇，有時帶有浪漫色彩。

心理學家把夢當作是睡眠中某一階段的意識狀態下所產生的一種自發性心理活動，而在此心理活動中，個體身心變化的整個歷程，就稱為「做夢」。換句話說，夢是睡眠時人體內、外各種刺激作用於大腦特定的皮層，包括殘存於大腦裡的興奮痕跡所引起的。包括心理、生理、病理和環境因素等各種刺激，都能影響到夢境的形成。

許慎《說文解字》從字義角度解釋：「夢，寐而有覺者也。」亦即夢是睡眠中的一種感覺，《夢書》則認為精氣活動是夢境產生的機理：「夢者，象也，精氣動也；魂魄離身，神來往也；陰陽感成，吉凶驗也。」從此可以了解，當時的學者已經體認到夢與身體的精神活動有關，並且藉由夢來判斷吉凶禍福。

西晉．樂廣在《世說新語．文學》指出，夢境產生的原因可概括為兩類：

❶由想引起：思想情深，因之見夢，此為想夢也。

❷由因引起：因其民所病，見之於夢，此為病夢也。

從第二類的角度來看，探討病與夢兩者之間的連結概念已經逐漸形成。

王充在《論衡・訂鬼篇第六十五》則認爲夢是由於精神在作用，由於人心裡的畏懼和過度憂思焦慮，發洩於目，眼睛就看見鬼的形狀；發洩於耳，耳朵就聽見鬼的聲音；發洩於口，嘴裡就說鬼的事。白天就見鬼出現，晚上睡覺就夢見鬼：

夫精念存想，或泄於目，或泄於口；或泄於耳。泄於目，目見其形；泄於耳，耳聞其聲；泄於口，口言其事。晝日則鬼見，暮臥則夢聞。

佛教認爲，夢的產生受「心」與「心所法」影響。《阿毘達磨大毘婆沙論》卷三十七提到：「夢名何法？答：諸睡眠時，心、心所法，於所緣轉。彼覺已，隨憶能爲他說，我已夢見如是如是事，是謂夢。」

中醫理論的觀點則認爲，夢是神志與魂魄進入睡眠時的特殊活動表現。「魂、神、意、魄、志」是藏於人體五臟中的精神意識活動，當這種精神活動受干擾則導致「魂魄飛揚」，而致夢境產生。《靈樞・淫邪發夢》提到：「正邪從外襲內，而未有定舍，反淫於臟，不得定處，與營衛俱行，而與魂魄飛揚，使人臥不得安而喜夢。」因此，當人體進入睡眠狀態時，心神活動降低，導致魂魄飛揚不定，如果再受到內外邪氣干擾，則極易出現做夢的表現。名醫沈金鼇在《雜病源流犀燭・不寐多寐》中也提出：「若夫夢者，亦神不安之一驗耳。」

現代醫學對睡眠時腦波活動的研究，認爲夢出現在睡眠過程中。人的睡眠可以分爲非快速動眼睡眠（慢波睡眠）和快速動眼睡眠，一個晚上的睡眠過程，這兩種睡眠交替出現四～五次。非快速動眼睡眠期夢較少，夢境模糊，在此階段被喚醒後，記住夢境的比率大約只有五％；然而，在快速眼動睡眠期被喚醒後，幾乎都說正在做夢，而且記住夢境比率達八〇％，甚至高達九五％，夢境清晰逼眞。一個人在一夜的睡眠當中，做夢的時間大約占二五％。

夢的分類

夢的內容與成因非常複雜而多樣化。心理學、文學、宗教等不同的領域也有不同的觀點和看法，有的是從生理性夢角度來分類，有的則從病理性夢角度來歸類。大致上可從下面所區分的類型加以說明：

六夢說

六夢說首先出現在《周禮》卷二十五，這是根據占夢來區分：占夢，掌其歲時，觀天地之會，辨陰陽之氣，以日月星辰占六夢之吉凶。一曰正夢，二曰噩夢，三曰思夢，四曰寤夢，五曰喜夢，六曰懼夢。

❶正夢（無所感動，平安自夢）：人在正常睡眠狀態時產生的夢，該夢無異常的致夢原因，故夢的內容平平淡淡，夢後一般也不自覺。
❷噩夢（驚愕而夢）：人因驚愕而產生的夢，亦即惡夢。
❸思夢（覺時所思念之而夢）：人因思念而產生的夢。
❹寤夢（覺時道之而夢）：人在覺醒時產生的夢，也就是俗稱的晝夢或白日夢。
❺喜夢（喜悅而夢）：人因喜歡而產生的夢。
❻懼夢（恐懼而夢）：人因恐懼而產生的夢。

十夢說

東漢．王符在《潛夫論．夢列》將夢劃分爲十種類型，是目前對夢的類型劃分種類最多的一種。主要是按夢的內容和夢的成因對夢進行類型劃分。

凡夢：有直，有象，有精，有想，有人，有感，有時，有反，有病，有性。……此謂直應之夢也。……此謂象之夢也。……此謂意精之夢也。人有所思，即夢其到；有憂即夢其事。此謂記想之夢也。……此謂人位之夢也。……此謂極反之夢也。陰雨之夢，使人厭迷；陽旱之夢，使人亂離……。此謂感氣之夢也。春夢發生，夏夢高明，秋冬夢熟藏。此謂應時之夢也。陰病夢寒，陽病夢熱，內病夢亂，外病夢發，百病之夢。或散或集。此謂氣之夢也。人之情心，好惡不同，或以此吉，或以此凶。當各自察，常占所從。此謂性情之夢也。

❶直夢：能直接應驗的夢。

❷象夢：內容雖非眞事，但卻有象徵意義的夢。

❸精夢：由精思產生的夢。

❹想夢：由記想產生的夢。

❺人夢：由於人的地位不同，造成內容相同而其象徵意義卻有差異的夢。

❻感夢：感受風雨寒暑的變化而產生的夢。

❼時夢：感受季節時令變化的夢。

❽反夢：夢後應驗之事與夢境恰恰相反的夢。

❾**病夢**：由於身體的病變而引起的夢。

❿性夢：由於性情不同造成對夢的解釋也各有差異的夢。

九夢說

明代．陳士元在《夢占逸旨．感變篇》中將夢劃分爲九種類型。這種分類是總結中醫典籍《黃帝內經》的說法加以整理，並且再擴展：

感變九端，疇（誰）識其由然哉？一曰氣盛、二曰氣虛、三曰邪寓、四曰體滯、五曰情溢、六曰直葉、七曰比象、八曰反極、九曰厲妖。

❶氣盛：陰盛、陽盛、五臟旺盛，以及甚饑甚飽、長蟲、短蟲而致夢。

❷氣虛：五臟虛損之夢。

❸邪寓：邪氣侵入五臟、六腑、陰器、頸項、腿脛、股肱等而致夢。

❹體滯：睡覺時身體感受阻滯而致夢。

❺情溢：喜憂過度而夢。

❻直葉：夢後的遭遇與夢境直接相協。

❼比象：夢中以某種相關的物象喻將要發生的事情，如將升官則夢棺。

❽反極：以完全相反境象揭示將要發生的事情及結果的夢。

❾厲妖：厲鬼、妖鬼作祟而得夢。

四夢說與五夢說

《法苑珠林・眠夢篇》中記載四夢說，這是佛教對夢的分類方法之一。佛教因宗派和傳授的不同，對夢的看法和論點也有差異，有四夢說和五夢說，其中四夢說有兩種分類方法。

《法苑珠林・眠夢篇・三性部》引《善見律》：

夢有四種：一、四大不和夢；二、先見夢；三、天人夢；四、想夢。

❶四大不和夢：指由體內地、水、火、風四大不調引起的夢。

❷先見夢：指白晝先見，夜則夢之。

❸天人夢：指天人感應所夢。

❹想夢：指常思常想，則現夢中。

《法苑珠林．眠夢篇．述意部》：

熏緣好醜，夢通三性。若宿有善惡，則夢有吉凶，此爲「有記」；若習無善惡，泛睹平事，此爲「無記」；若晝緣青黃，夢想還同，此爲「想夢」；若見升沉，水火交侵，此爲「病夢」。①

❶有記夢

❷無記夢

❸想夢

❹**病夢**：若見升沉，水火交侵。

五夢說亦有兩種分類方法。

《大智度論．解了諸法釋論》：

若身中不調，若熱氣多，則多夢見火，見黃，見赤；若冷氣多，則夢見水，見白；若風氣多，則多夢見飛，見黑。又復所聞見事，多思維念故則夢見；或天與夢，欲令知未來事。②

❶熱氣多夢

❷冷氣多夢

❸風氣多夢

❹多思念夢

❺天與夢

《阿毘達磨大毘婆沙論》卷三十七：

應說五緣見所夢事：一、由他引，謂若諸天、諸仙、神鬼、咒術、藥草、親勝所念，及諸賢聖所引，故夢；二、由曾更，謂先見聞覺知是事，或曾串習種種事業，今便夢見；三、由當有，謂若將有吉與不吉事，法爾夢中先見其相；四、由分別，謂若思維希求、疑慮，即便夢見；五、由諸病，謂若諸大不調適時，便有所增，夢見彼類。③

❶由他引夢

❷由曾更夢

❸由當有夢

❹由分別夢
❺**由諸病夢**

三夢說

隋．楊上善透過臨床實踐及前人對夢的研究成果，將夢分爲三類，記載在他所整理的《黃帝內經太素》中：

凡夢有三種：人有吉凶，先見於夢，此徵夢也；思想情深，因之見夢想，此爲想夢也；因其所病，見之於夢，此爲病夢也。

❶徵夢：人有吉凶，先見於夢。
❷想夢：思想情深，因之見夢想。
❸**病夢**：因其所病，見之於夢。

十八夢說

《敦煌夢書》中，將夢分爲十八類，這種分類方法更爲複雜，反映出夢境的內容不斷的擴充和總結，包括：天文章、地理章、山林草木章、水火盜賊章、官祿兄弟章、人身梳鏡章、飯食章、佛道音樂章、莊園屋宅章、衣服章、六畜禽獸章、龍蛇章、刀劍弓弩章、夫妻花粉章、樓閣家具錢帛章、舟車橋市穀物章、生死疾病章、丘墓棺材凶具章。

從這些不同夢境的分類方式中，我們可以看到有關疾病和夢境之間的相關紀錄，反映出古人已經嘗試分析疾病和夢的因果關係，這也是吸引我們在這本書中進一步探討的內容。

夢的意義

夢是具有爭議性的主題，但也是令人感到有趣和迷惑的話題，夢境的出現究竟有何作用，以及夢的目的爲何，不同學派的認知也不盡相同，我們將從精神醫學和傳統醫學與文學的角度來看夢的作用。

從精神醫學了解夢的作用

精神分析學巨擘佛洛伊德在所著的《夢的解析》中闡述：「原我中的衝動趁人睡眠時，以偽裝的形式騙過所有鬆懈的心理檢查機制而得以表現，就構成了夢境。」夢境的主要目的是為了滿足願望，而當做夢者在夢境中想要滿足願望卻有所障礙時，則會將夢境進行偽裝轉換，這過程包含下面幾種方式：

- 濃縮：夢境往往包含多種資料來源，並且將各種隱藏的意義以象徵的方式出現。
- 轉移：把不願意接受的觀點，轉移為象徵性同意或樂意接受的思想。
- 認同：將欲望表現為具體形象，如夢中與異性調情。
- 象徵：醒後把夢中的顛倒錯亂夢境，加以條理化，使之更能掩飾眞相。
- 過度：夢境藉由反方向尋找出路。

佛洛伊德藉由實際案例分析和論述來驗證夢境是一種人類願望的滿足。

埃嘉・凱斯（Edgar Cayce）認為人的夢有六種功能：

- 表現心靈的眞正經驗
- 對生活現狀作一象徵性解釋

●與神接觸

●指導我們生命裡的學習課程

●解決問題

●預示將來

埃嘉．凱斯對夢的研究有非常大的貢獻，除了提出夢的作用外，並且進一步說明每一個夢境可以分拆成六個重要部分來分析：

❶夢有標題：每一個夢境都有一個主要標題，甚至有好幾個標題串聯在一起。

❷夢有開場和步驟：夢境的內容都有進行步驟，並且圍繞著標題。

❸夢有象徵意義：埃嘉．凱斯和佛洛伊德觀點不同，不會把整個夢境都認爲和性有關，而是每一個夢境都有一定的象徵意義。

❹夢有表象意義：如夢見某種食物，表示你必須多吃這種食物。

❺夢有個人的象徵意義：有些夢只對做夢者本身有特殊意義，對其他人則無特別含意。

❻夢境本身會顯現出單純的故事。

希爾（Clara E. Hill）對夢境的研究，提出釋夢過程包括「探索」「洞察」及「行動」三個階段，並且認為夢有訊息處理及整合的功能。

榮格認為做夢是一種集體潛意識，透過夢會釋放出潛意識的祕密，並且認為夢提供了能幫助人們在生活中恢復平衡的資訊。因此，榮格提出了夢的功能主要是一種補償性，企圖恢復心理的平衡，藉由製造夢的內容來重建整個精神的均勢和平衡。

阿德勒（Alfred Adler）認為夢是一種解決問題，設法克服所面臨的困難的嘗試。

弗羅姆（E. Fromm）認為夢境是一種預示作用。

萊格芙特（C. Rycroft）認為夢中的自我一分為二：造夢的自我和接受夢的自我。夢是一個人的兩個自我之間的交流，這時候的自我，一半在傳遞某種思想、情緒和念頭，另一半則在觀察、反駁、贊同，或否認這些思想、情緒和念頭。

從傳統醫學與文學認識夢的作用

夢境是身體健康狀態的部分投影

漢代時期已經認識到罹患疫病的人常會做夢，尤其是惡夢，如王充於《論衡》中說：「人病，多或夢見先祖死人來立其側。」

隋・巢氏在《諸病源候總論》提出：「尋其致夢，以設法治，則病無所逃矣。」，而唐・孫思邈在《千金要方》中也提到：「善診候者，亦可深思夢意，乃盡善盡美矣。」主要目的是要告訴醫者在進行疾病診治的過程中，也要多注意患者的夢境狀態，透過對患者的夢境掌握，有助於診斷出疾病。

從《靈樞・淫邪發夢篇四十三》中可以看到夢與病關係的詳細紀錄：「肝氣盛則夢怒；肺氣盛則恐懼，哭泣，飛揚；心氣盛則夢笑，恐畏。」

《諸病源候論・虛勞病諸候上・卷三》也指出：「夫虛勞之人，血氣虛損，臟腑虛弱，易傷於邪，邪從外集內，未有定舍，反淫於臟不得定處，與榮衛俱行，而與魂魄飛揚，使人臥不得安，喜夢。」眞實反映出一個人的健康狀況與夢境有密不可分的關係。

夢境讓做夢者精神與情緒得到平衡

夢境可以使人的生理和心理能量得到釋放，從而達到平衡。人在身心方面遇到某種障礙，或在現實中遇到某些挫折，致使某些需要未能滿足，某些目標不能實現的時候，常常在夢中獲得，壓抑的能量得到釋放，因此能緩解心理的緊張和衝突，使心理恢復平衡。

《類經・卷二・夢寐》篇引關尹子提到：「好仁者，多夢松柏桃李；好義者，多夢金刀兵鐵……夢造於心……惟聖人能銜物以心，攝心以性，則心同造化，五行安得役之？故至人無夢也。」強調夢的產生乃是心神失衡，如果聖人能夠銜物以心，也就是說能將萬物包含在心中，用本性來收斂、約束心神，則內心如同大自然一樣平靜，那麼人將不受人世間的俗物所牽絆，夢境也終將消失於無形。

夢境有預兆功能

中醫典籍《內經》對預兆夢早已有所記載，並認爲預兆夢能反映臟腑的虛實盛衰。如《素問・方盛衰論》說：「腎氣虛，則使人夢見舟船溺人……」顯示容易夢見乘船溺水的人，必須提早注意身體腎氣功能的狀態。

夢有吉凶禍福的作用

預測夢的吉凶禍福在古代的占卜夢術中有非常多的紀錄，雖然以現代的角度來看是一種迷信和不科學，但也反映出當時的人民對於夢境的探討和渴望得到了解夢境的含意。殷商時期出土的甲骨文中就詳細描述了占夢的吉凶，如：「貞，王夢。不隹（唯）之孽？」「貞，王夢。隹之孽。二月。」說明當時占卜帝王的夢境，兩次夢境相同，但是占夢的結果相反，一個有害，一個無害。

此外，《晏子春秋》記載：「（齊）景公病水，臥十數日，夜夢與二日鬥，不勝。……晏子對曰：請召占夢者。」說明齊景公得了腎病，已經臥床十幾天，晚上突然夢見自己與兩個太陽搏鬥，結果輸了，晏子建議齊景公召占卜夢人進宮。

夢有獨特靈感創造性

李白在夢後寫出：「霓爲衣兮風爲馬，雲之君兮紛紛而下。虎鼓瑟兮鸞回車，仙之人兮列如麻。」成爲《夢遊天姥吟留別》佳句。蘇東坡的名篇《永遇樂》：「明月如霜，好風似水，清景無限……」蘇東坡自己描述此詞的寫作過程，於彭成六夜宿燕子樓，夢盼盼，而作此詞。

此外，德國著名化學家凱庫勒發現苯的環形結構，也是從夢境得到靈感，才出現獨特的創造思路。

病與夢的關係

病與夢之間有何密切的關係呢？早在東漢時代學者王符所著《潛夫論・夢列》一書中，便提出病與夢之間的定義。

病夢：因身體出現疾病而引發的夢境

凡夢……，有病。……陰病夢寒，陽病夢熱，內病夢亂，外病夢發，百病之夢。或散或集。此謂氣之夢也。

觀其所疾，察其所夢，謂之病。

——《潛夫論・夢列》

東漢・王符所著《潛夫論・夢列》中將夢分成十種（參見夢的分類），其中第九種就提到「病夢」，並且對「病夢」下了註解，指出「因爲身體出現疾病狀態而引發人體夢境的產生」。此外，王符進一步提出，「陰病夢寒，陽病夢熱」是病夢產生原因和機轉，這種歸類方法與春秋戰國時代成書的中醫典籍《黃帝內經》中陰陽寒熱二分法相同，顯示「病夢」的發生原因和內容深受中醫理論影響；同時，更認爲要「觀其

表1　「疾」「病」「夢」的象形字與含意

象形字	文字含意
疾 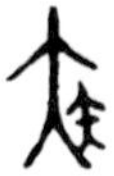	·像一人腋下中箭，受了箭傷。《說文·疒部》：「疾，病也。」後用以泛指疾病。 ·反映疾由外而來，屬四肢經絡受傷。
病 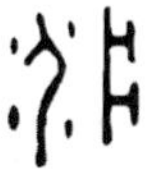	·像一人臥病在床，汗出如珠狀。（屬於會意字） ·反映病由內而生，屬五臟六腑受傷。
夢 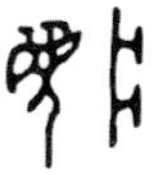 或 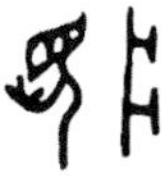	·像一個人躺在床上，瞋目披髮，手舞足蹈的樣子。《甲骨文編》：「象人依床而睡，夢之初文。」 ·反映出睡中做惡夢的狀態。

所疾，察其所夢，謂之病」，這樣才能掌握治癒疾病的關鍵。

從殷商甲骨文字中可以發現「疾」的象形字像一個人腋下被射了一箭，最初「疾」是指外傷，後引伸爲疾病，《說文解字·疒部》：「疾，病也。」而「病」的象形字像一人躺在床上，渾身汗出如珠；「夢」的象形字則像一個人躺在床上，瞋目披髮，眼球轉動，而以手指目，表示目有所見，透露睡中做惡夢的含意（參見表1）。

仔細推敲「病」和「夢」兩個字的形態結構，可以看到兩者具有共同的「床」（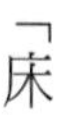）邊符，床旁有一個人躺在上面，「病」字顯示此人汗出如珠的病態；「夢」則反映正在做惡夢，瞋目披髮，手舞足蹈狀態。由此可以

推測夢與病的共同關係，顯示一個人生病後躺在床上，汗出如珠。由於疾病影響人體四肢、經絡、臟腑、腦神，導致病夢的出現，正所謂「觀其所疾，察其所夢，謂之病。」這是殷商時期對病與夢的粗略觀點。

隋唐時期，楊上善編《黃帝內經太素》三十卷，記錄夢的種類有三種，其中「病夢」是由於「因其所病，見之於夢」：

凡夢有三種：人有吉凶，先見於夢，此爲徵夢也；思想情深，因之見夢想，此爲想夢也；因其所病，見之於夢，此爲病夢也。

由於《黃帝內經太素》是中醫生理學和病理學方面偉大的專著，因此，我們可以藉由中醫的理論，進一步詮釋楊上善所謂「因其所病，見之於夢」的「病夢」的觀點是：人體內

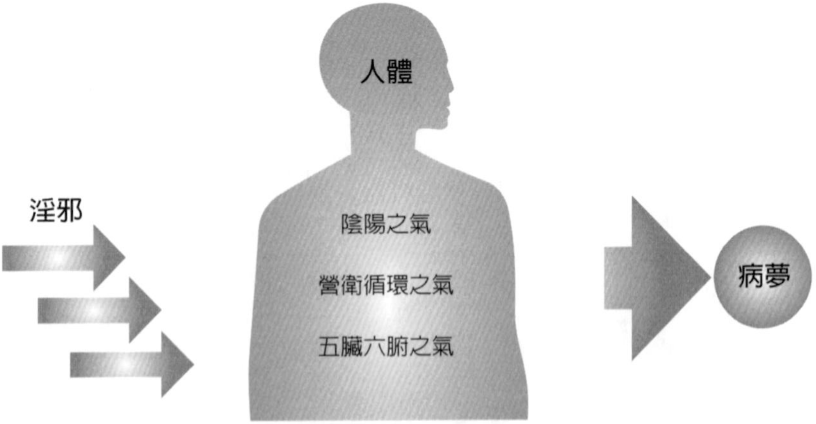

圖1　《黃帝內經太素》解釋病夢的起因

在的陰陽之氣、營衛循環之氣、五臟六腑之氣若受到邪氣（淫邪）擾動，導致正氣盛衰，最後促使人在睡眠中產生病夢（參見圖1）。

病夢發生的原因

夢境的種類和產生原因極爲複雜和多樣性，但對病與夢的發生原因而言，我們可藉由中醫《黃帝內經》等典籍中的記載，大致歸納爲下面幾項：

❶病邪致夢

誠如《黃帝內經・靈樞・淫邪發夢》篇名所指出「淫邪」引起病夢的產生。

黃帝曰：「願聞淫邪泮衍④奈何？」

岐伯曰：「正邪從外襲內，而未有定舍，反淫於內，不得定處，與營衛俱行而與魂魄飛揚，使人臥不得安而喜夢。」

此處的「正邪」也就是「淫邪」，泛指從外界而來誘發病夢產生的一切因子，包括風、寒、暑、濕、燥、火等六種淫邪之氣，亦即相當於現代醫學所說的細菌、病毒等微生物。六淫之氣從外侵入身體，擾動人體營、衛循環系統運行，引起內在臟腑功能失調，激發精神不穩（魂魄飛揚），而使人體入睡後產生病夢（參見圖2）。

另外，《靈樞・淫邪發夢》也提到「厥氣」侵犯五臟導致人體出現不同病夢。這裡的「厥氣」是指人體受病邪干擾後引起氣血循環失調，陰陽氣不相順接。如：「厥氣客於心，則夢見丘山煙火。」

❷七情致夢

中醫情志醫學包括：怒、喜、憂、思、悲、恐、驚等七種情緒變化。人體臟腑氣血機能狀態受到情緒的高低起伏影響而紊亂，最終也會引起病夢的產生（參見圖3）。

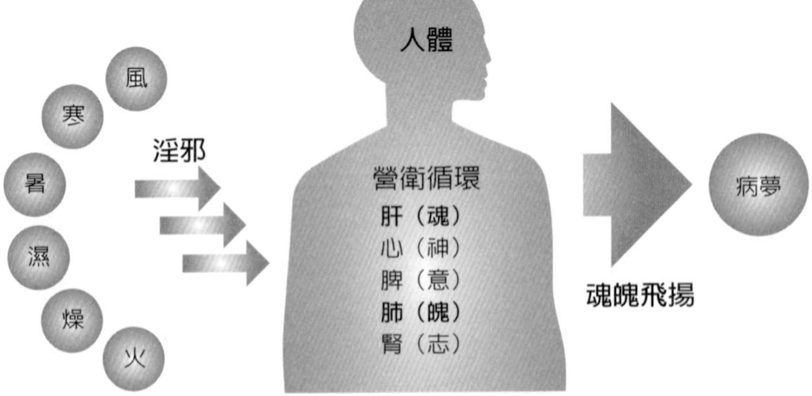

圖2　病邪致夢

夢是人體神志活動的特殊表現，情緒的起伏變化容易導致病夢發生，其中以「驚」「恐」「悲」「怒」最爲常見。如《夢占遺旨》一書提到，夢境因不同情志所傷不同，過喜則夢開，過怒則夢閉，過恐則夢匿，過憂則夢嗔，過哀則夢救，過忿則夢詈，過驚則夢狂。

❸臟腑氣血盛衰致夢

內在五臟六腑氣血盛衰與紊亂也是病夢產生的重要原因（參見圖4）。人體隨著年齡逐漸增長，內在臟腑功能虛衰，出現各種不同程度病理變化而誘發病夢的出現，因此不同年齡階段也會出現不同的病夢表現。正如《靈樞・淫邪發夢》所描述臟氣過度旺盛而致的病夢：

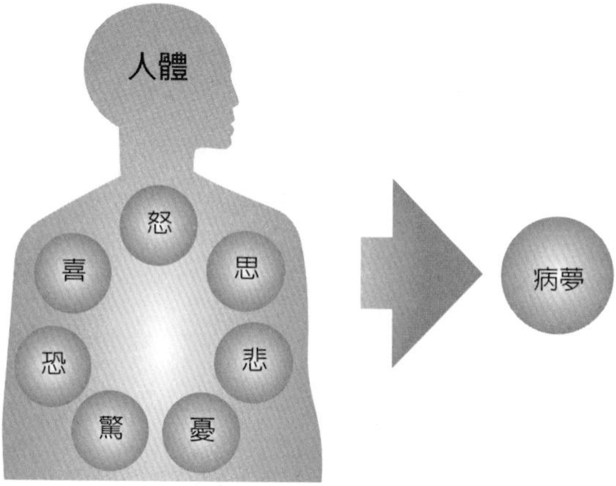

圖3　七情致夢

肝氣盛則夢怒；肺氣盛則夢恐懼，哭泣，飛揚；心氣盛則夢善笑，恐畏；脾氣盛則夢歌樂，身體重不舉；腎氣盛則夢腰脊兩解不屬。

另外，《素問．方盛衰論》也闡述了五臟衰弱的病夢：

氣虛則使人夢見白物……腎氣虛，則使人夢見舟船溺人；肝氣虛，則夢見菌香生草；心氣虛，則夢救火陽物；脾氣虛，則夢飲食不足。

❹腦部氣血壅滯致夢

清．王清任所著《醫林改錯．癲狂夢醒湯》中提到：「癲狂一症，哭笑不休，詈罵歌唱，不避親疏，許多惡態，乃氣血凝滯腦氣，與臟腑氣不接，如作夢一樣。」首先提出癲狂症發生與夢境產生，都是腦部功能受到氣血阻滯所引起（參見圖5）。

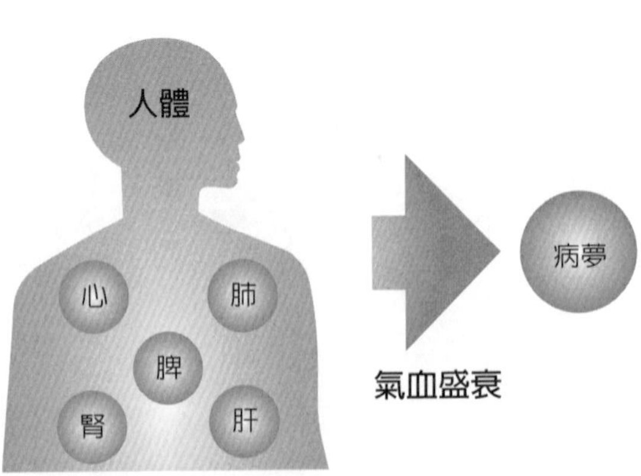

圖4　臟腑氣血盛衰致夢

病夢的內容和意義

如何確認患者所做的夢境是一個有意義的病夢呢？相信這是很難回答的問題，因爲病夢的內容是非常多樣性且極爲複雜的表現，有的夢境屬一般生理性夢，而有些則屬於病夢，一個睡眠過程中可能生理性夢和病理性夢夾雜出現，如何掌握和鑑別，這可以從現有的典籍紀錄中歸納和分析。當然這樣的分類方式是屬於樸素的推論方式，也仍待現代科學更多臨床證據來證實，但是仍不失爲一個容易掌握的方式。有關病夢內容分別記錄在中醫《靈樞・淫邪發夢》《素問・脈要精微論》《素問・方盛衰論》等篇章中。

病夢的內容表現和中醫的理論架構有密切關係，所以必須先了解中醫的生理和病理架構才能進一步掌握病夢的特點。

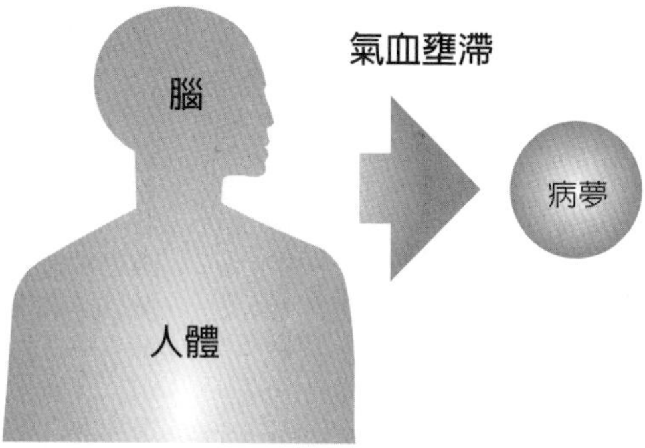

圖5　腦部氣血壅滯致夢

中醫臟腑生理與病理配位架構

中醫五臟六腑的生理和病理配位，是經過長期的臨床觀察和推論所得到的結果，可分為自然界的配位和人體的配位兩大類（參見表2）。

依據中醫五臟六腑的特性分析病夢內容

❶陰陽分類

這種以陰、陽分類是最簡單的病夢二分法，首先將疾病分成陰、陽兩類，再依據陰屬寒、陽屬熱的病理特性來推論病夢的內容（參見表3）。在《靈樞・淫邪發夢》描述如下：

陰氣盛則夢涉大水而恐懼，陽氣盛則夢大火而燔，陰陽俱盛則夢相殺。

另外，《素問・脈要精微論》中也有相同的病夢內容紀錄：

陰盛則夢涉大水恐懼。陽盛則夢大火燔灼。陰陽俱盛則夢相殺毀傷。

❷上下分類

這種上、下分類方法也是極為簡單的病夢二分法，先將人體疾病發生部位區分成

表2 自然界和人體的配位

五行	自然界					
	五味	五色	五化	五氣	五方	五季
木	酸	青	生	風	東	春
火	苦	赤	長	暑	南	夏
土	甘	黃	化	濕	中	長夏
金	辛	白	收	燥	西	秋
水	鹹	黑	藏	寒	北	冬

五行	人體							
	五臟	六腑	五官	五液	在體	五志	五聲	所藏
木	肝	膽	目	淚	筋	怒	呼	魂
火	心	小腸	舌	汗	脈	喜	笑	神
土	脾	胃	口	涎	肉	思	歌	意
金	肺	大腸	鼻	涕	皮毛	憂悲	哭	魄
水	腎	膀胱	耳	唾	骨	恐	呻	志

表3 陰陽分類

疾病分類	病夢內容	推論方式
陰氣盛	夢涉大水而恐懼	陰屬寒、屬水，水屬腎，腎五志為恐。
陽氣盛	夢大火而燔	陽屬熱、屬火。
陰陽俱盛	夢相殺	水、火相衝擊，如人互相搏擊。

上、下兩類，再依據身體上部疾病屬心、肺功能失調，身體下部疾病屬肝、腎功能失調的特性，來推論夢的型態（參見表4）。

上盛則夢飛，下盛則夢墮。

——《靈樞・淫邪發夢》

上盛則夢飛。下盛則夢墮。

——《素問・脈要精微論》

❸五臟病氣盛分類

依照五臟過度亢盛產生疾病來推論病夢內容（參見表5）。

肝氣盛則夢怒；肺氣盛則夢恐懼，哭泣，飛揚；心氣盛則夢善笑，恐畏；脾氣盛則夢歌樂，身體重不舉；腎氣盛則夢腰脊兩不屬。

——《靈樞・淫邪發夢》

肝氣盛則夢怒。肺氣盛則夢哭。

——《素問・脈要精微論》

表4　上下分類

疾病分類	病夢內容	推論方式
上盛	夢飛	上盛則是指病邪在人體上部，病夢出現飛翔情節。
下盛	夢墮	下盛則是指病邪在人體下部，病夢出現墜落情節。

❹五臟病氣衰分類

依照五臟六腑功能耗竭產生疾病來推論病夢內容（參見表6）。

是以少氣之厥，令人妄夢，其極至迷。三陽絕，三陰微，是爲少氣。是以肺氣虛，則使人夢見白物，見人斬血籍籍，得其時，則夢見兵戰。腎氣虛，則使人夢見舟船溺人，得其時，則夢伏水中，若有畏恐。肝氣虛，則夢見菌香生草，得其時，則夢伏樹下不敢起。心氣虛，則夢救火陽物，得其時，則夢燔灼。脾氣虛，則夢飲食不足，得其時，則夢築垣蓋屋。此皆五臟氣虛，陽氣有餘，陰氣不足，合之五診，調之陰陽。⑤

——《素問・方盛衰論》

表5　五臟病氣盛分類

五臟疾病	病夢內容	推論方式
肝氣盛	夢怒	肝五志為怒。
心氣盛	夢善笑，恐畏	心五志為喜，五聲為笑。
脾氣盛	夢歌樂，身體重不舉	脾五聲為歌，脾主濕，濕盛則身體重著，活動不利。
肺氣盛	夢恐懼，哭泣，飛揚	肺五志為憂悲，五聲為哭，肺在上焦。
腎氣盛	夢腰脊兩不屬	腰為腎之腑。

❺氣血逆亂分類

人體的氣血運行是依據一定的節律和常軌，如果因爲某種原因導致氣血循環逆亂，稱爲「厥氣」，當這樣狀況發生在五臟六腑時，則會導致病夢的出現（參見表7）。正如心臟循環，如果冠狀動脈缺少血液供應給心臟本身，則會引起心肌梗塞的狀況一樣。

厥氣客於心，則夢見丘山煙火。客於肺，則夢飛揚，見金鐵之奇物。客於肝，則夢山林樹木。客於脾，則夢見丘陵大澤，壞屋風雨。客於腎，則夢臨淵，沒居於水中。客於膀胱，則夢遊

表6　五臟病氣衰分類

五臟疾病	病夢內容	推論方式
肝氣虛	夢見菌香生草，得其時，則夢伏樹下不敢起。	肝五行屬木，虛則目無所見，耳無所聞，善恐如人將捕之，故躲於木下不敢起。
心氣虛	夢救火陽物，得其時，則夢燔灼。	心五行屬火，火為陽，火容易燒灼成災。
脾氣虛	夢飲食不足，得其時，則夢築垣蓋屋。	脾主運化，脾虛則消化不良。脾主土，土為蓋屋的材料。
肺氣虛	夢見白物，見人斬血籍籍，得其時，則夢見兵戰。	肺屬金，色白，金為戈，為兵刃，夢見用兵刃殺人或戰爭。
腎氣虛	夢見舟船溺人，得其時，則夢伏水中，若有畏恐。	腎為水，夢見舟船溺水，夢見人潛入水中而恐懼。

行。客於胃，則夢飲食。客於大腸，則夢田野。客於小腸，則夢聚邑沖密。客於膽，則夢鬥訟自刳。客於陰器，則夢接內。客於項，則夢斬首。客於腳，則夢行走而不能前，及居深地淹苑中。客於股肱，則夢禮節拜起。客於胞殖，則夢溲便。⑥

——《靈樞．淫邪發夢》

❻微生物疾病分類

依據人體感染微生物等疾病而產生的病夢內容也有

表7　氣血逆亂分類

五臟	病夢內容
肝	夢山林樹木
心	夢見丘山煙火
脾	夢見丘陵大澤，壞屋風雨
肺	夢飛揚，見金鐵之奇物
腎	夢臨淵，沒居於水中
六腑	**病夢內容**
膽	夢鬥訟自刳
小腸	夢聚邑沖密
胃	夢飲食
大腸	夢田野
膀胱（州都之官）	夢遊行
其他器官	**病夢內容**
項	夢斬首
股肱	夢禮節拜起
腳	夢行走而不能前，及居深地淹苑中
陰器	夢接內
胞殖	夢溲便

所不同（參見表8），在《素問・脈要精微論》中也有相關的記載：

> 短蟲多則夢聚眾。長蟲多則夢相擊毀傷。

表8　微生物疾病分類

感染種類	病夢內容
短蟲（指蟯蟲）	夢聚衆
長蟲（指蛔蟲）	夢相擊毀傷

病夢的臨床觀察特點

病夢的出現除了和疾病的深淺以及病情的輕重緩急有關係外，也和患者本身所處的生理和心理狀態密切相關，因此不見得所有疾病都會出現病夢，也不見得所有的夢境都和疾病有關，因爲不同的夢境解讀方式，就會出現不一樣的結果，這決定在患者是否願意詳細談論自己內心所潛藏或擔心的人事物，以及患者本身對夢境是否能清晰記憶和描述，另外也和醫師的訓練背景與經驗有關。

因此，如何捕捉病夢便顯得格外重要，個人從臨床角度和案例觀察來剖析病夢，可以歸納下面幾項特點：

❶再現性

病夢的產生往往會重複出現相同特質的夢境。Kellner、Neidhardt、Krakow和 Pathak（一九九二）、Miller 和 DiPilato（一九八三）、Burgess、Mark 和 Gill（一九九四）等人的研究均指出，許多個案因爲重複出現的惡夢而無法睡好覺，甚至害怕睡眠，嚴重干擾到正常的生活及睡眠，重複夢境經常使做夢者感到困擾。

❷疾病嚴重性

病夢內容和疾病的嚴重程度有正相關，患者病情越嚴重則出現病夢的機會越大，而且夢境的內容更恐怖，更容易驚醒。另外，病情越嚴重則病夢的內容更瑣碎，往往會好幾個情節混雜在一起出現，患者醒來後覺得非常勞累，或是自覺完全沒有進入睡眠狀態。例如：癌症的患者（肝癌、乳癌等）最容易出現這樣的特點，夢境都異常恐怖和容易自覺疲累。當患者病情危重時，常夢見鬼魅等夢境，或是死去的親人前來夢中。

❸疾病定位

病夢中出現的夢境內容，和中醫五臟六腑的定位與特質有某種程度相關。這一點和《黃帝內經》的紀錄內容有些許相同。例如，有些小朋友容易反覆尿床，到了十幾歲都還會尿床，如果詳細詢問病夢情節，常會出現廁所、小便斗，或夢見小便動作而尿床，這點和《靈樞・淫邪發夢》所說「厥氣客於胞殖（膀胱與生殖器），則夢溲便」，有一定程度相關聯。

❹疾病預後

病夢和疾病預後有相關，疾病預後越佳，則病夢會逐漸消失或逐漸模糊化。

❺睡眠狀態

病夢隨著患者睡眠的改善會消失或淡忘。

古籍注釋

①白話翻譯：因為每個人接觸不同的外境又各自產生不同的心念，夢境也因此而有不同。正因為自己心中有所好惡且行有善惡，則夢中就有吉凶禍福，這就稱為「有記」；如果自己心中無所好惡、行無善惡，則夢中所見就無禍福情事，此稱為「無記」（佛法中有善業、惡業、無記業之分，無記即非善非惡）；如果日間心有所緣境，則夢中亦見此緣境，此稱為「想夢」；如果夢見自己或升或沉（或飛或墜），又或夢見自己或溺水或火焚，此稱為「病夢」。

②白話翻譯：倘若體內五大（即地、水、火、風、空）不調：假使是體內熱氣過盛，此人即易於夢見火燄、黃、赤色；假使是體內冷氣過盛，此人即易於夢見水、看見白色。假使是體內風大過盛（一般所說的風，就是體內各種循環氣機有擾動紊亂的現象，常伴有陰虛虛火、眩暈之證），此人即易於夢見自己飛翔，並且會看見黑色。也可能由於日間的所見所聞致使思緒不斷，到了晚上就會夢到相關事情；另外也有一種夢是上天賜予的提示，可以使人預知未來。

③白話翻譯：夢境的發生主要緣於五種情形：一是因外力所引，所謂外力是指各種梵天、仙人、鬼神、咒語數術、先人親屬或是先聖先賢之指引而有是夢；二是因曾經過往，就是自己先前所經歷過的事情，或者經不斷練習的各種事業，自己在夢裡就容易夢見；三是即將發生，就是自己在夢中預見將發生吉祥與不吉祥的事情；四是因為分別心，就是自己心中有所掛念、希求和有所疑慮，於是日有所思、夜有所夢；最後是因為生病，就是體內五大不調，一大過盛就會夢見此大之相。

④泮衍：比喻邪氣侵襲人體後，出現如同冰消雪化、水流漫衍一樣各種變幻無常的夢象。

⑤白話翻譯：所以，如果厥逆（陰陽氣不相順接）是因為少氣所引起的，容易使人做奇怪的夢，

厥逆嚴重的話甚至會神志不清。三陽（太陽、陽明、少陽）經氣欲絕、三陰（太陰、少陰、厥陰）經氣衰微的話就是少氣。所以，如果是肺氣虛，這個人容易夢見白色的東西（肺屬金，其色白），並看到有人被砍出血淋漓，如果是在清晨三點到五點間氣行肺經的時候做夢，則易夢見刀兵交戰之相。如果是腎氣虛，這個人容易夢見乘船或溺水（腎屬水，其色黑），如果是在傍晚五點到七點間氣行腎經的時候做夢，則易夢見潛於水中，若有忿怒畏怖之感。如果是肝氣虛，這個人容易夢見綠草茵茵（肝屬木，其色青），如果是在夜晚一點到三點間氣行肝經的時候做夢，則易夢見藏在樹下不敢起身。如果是心氣虛，這個人容易夢見救火燃燒之物（心屬火，其色赤），如果是在中午十一點到一點間氣行心經的時候做夢，則易夢見烈焰灼身。如果是脾氣虛，此人容易夢見飢餓沒吃飽（脾屬土，其色黃），如果是在上午九點到十一點間氣行脾經的時候做夢，則易夢見砌土牆蓋房屋之相。以上都是因為五臟之氣虛所致，陽氣常有餘、陰氣常不足，配合上五種診療法，俾令陰陽氣調和而後病已。

⑥白話翻譯：陰陽氣不相順接的情形如果發生於心臟及其經絡，就會夢到山丘和煙火。發生於肺臟及其經絡，就會夢到自己好像飛起來了，或者在夢中看到奇特的金屬物品。發生於肝臟及其經絡，就會夢到山林樹木。發生於脾臟及其經絡，就會夢到丘陵大澤，或者在夢中會看到風雨將房舍損毀。發生於腎臟及其所屬經絡，就會夢到自己沉沒在水中深淵。發生於膀胱及其經絡，就會夢到自己四處遊走。發生於胃腑及其經絡，就會夢見自己在飲食。發生於大腸及其經絡，就會夢見田野。發生於小腸及其經絡，就會夢見自己在擁擠的街道聚落中穿梭。發生於膽及其經絡，就會夢見自己和他人有鬥爭訴訟。發生在生殖器部位，就會夢見交接。發生在脖子部位，就會夢見自己被斬首。發生在腳部，就會夢見自己不停的走卻無法前進，居住在凹陷的區域深苑中。發生在大腿肱股部位，就會夢見自己正上下行著禮拜。發生在膀胱、子宮部位，就會夢見自己大、小便。

參考文獻

①佛洛伊德《夢的解析》，國際文化出版社，一九九八年。
②徐夢陽〈試論兩《唐書》中「夢」的類型及相關問題〉，《中正歷史學刊》第十一期，二〇〇八年，頁八九～一三八。
③弗羅姆《夢的精神分析》，志文出版社，一九七一年，頁一〇五。
④陳勝英《與靈的對話》，商周出版社，二〇〇六年。
⑤柴文舉、蔡濱新《中醫釋夢辨治》，學苑出版社，二〇一一年。
⑥熊道麟《先秦夢文話探微》，學海出版社，二〇〇四年。

第二部

張醫師釋夢談病

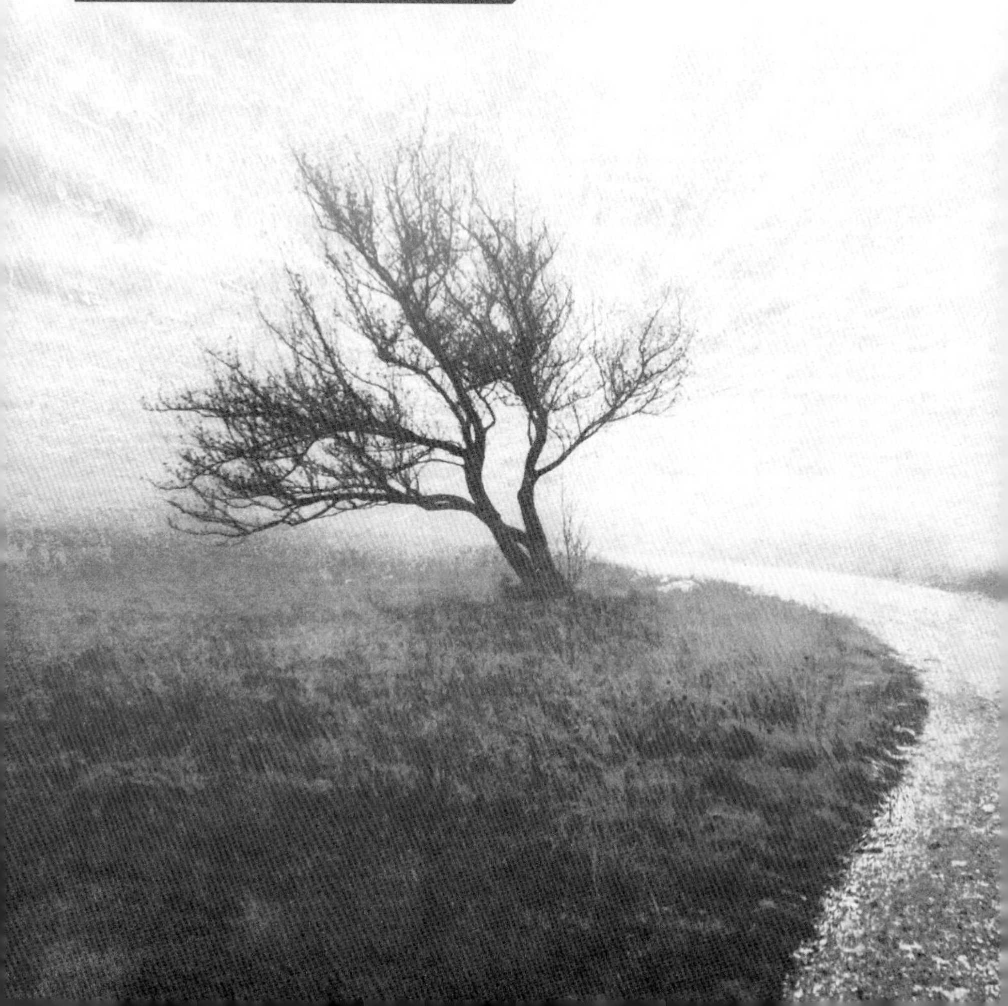

病例 01

吞蛇的惡夢

心病：太過憂心夢境也會導致疾病產生

徐書記有一位尚未出嫁的女兒，罹患類似虛勞疾病，延請僧醫法靖前來治療。法靖診完脈後說道：「患者的兩手寸部微弱且沈伏，應該是憂傷與思慮過度，導致氣逆於橫膈而成虛勞病，請徐書記務必將女兒真正的病因告訴我，這樣才能治療成功。」

徐書記才將女兒生病的原因向法靖說明：「我女兒最近反覆做了一個惡夢，夢見自己吞下蛇，漸漸就變成這樣了。」

法靖了解患者生病的真正病因之後，私下告訴徐書記：「您女兒得的是心病，只因為害怕夢中的事情變成真實，所以整天憂慮過度而導致勞瘵病，治療方法就是依照您女兒的夢境，假裝她的腹中真有小蛇，必須用藥將牠排出。」隨後法靖開了驅蛇的藥讓她服下，並告訴她說：「吃了此藥後，妳腹中的蛇會被排出體外，疾病就會好了。」最後女兒因相信自己腹中的小蛇已被藥物驅出體外，憂慮之心跟著釋懷，病果然就好了。其實，蛇並非由患者體內臟腑所產生，而是因為夢境想像所導致，法靖也沒有用什麼奇特的藥物將蛇排除體外。

〈原文〉

徐書記有室女，病似勞，醫僧法靖診曰：二寸脈微伏，是憂思膈氣而勞，請示病實，庶治之無誤。

徐曰：女子夢吞蛇，漸成此病。

法靖謂蛇在腹中，用藥轉下小蛇，其疾遂愈。靖密言非蛇病也，因夢蛇，憂過感疾，當治意而不治病，其蛇亦非臟腑出，吾亦未嘗轉藥也。

——《續名醫類按．卷十一．勞瘵》

這個經典醫案所記載的病夢，和下一個病例所提到「夢見黃綠蛇」的夢中情節和臨床意義是不相同的。本醫案中的少女是因為夢境中出現不斷吞下蛇，憂愁思慮過度，害怕夢境成真，日積月累導致疾病逐漸形成，這是因為夢境而導致疾病的產生，是一種心病；而臨床案例「夢見黃綠蛇」則是因爲孫女士身體罹患消化系統疾病，在久治不癒且逐漸惡化下，導致夢境中出現蛇的情節，不斷干擾與影響她的睡眠狀態。

透過不同學說理論進一步探討夢見蛇的意義

蛇是一般人很常出現的夢境之一。蛇的含意很多，如：害怕恐懼、不愉快、生活壓抑、缺乏安全感、擔心焦慮、仇恨、束縛、貪婪、邪惡、憤怒、攻擊性、嫵媚、引誘、性暗示等，如何解讀？必須依據做夢者當時的內心疑惑、生活環境與疾病狀態等一起考慮，才能獲得實質的夢境意涵。

佛洛伊德精神分析學說認爲，蛇在夢境中主要是性象徵的意義。瑞士心理學家榮格也多次提到蛇出現在自己的夢境中，主要暗示有「神祕」的特徵。

《周公解夢．動物篇．蛇》中詳列出許多夢見蛇的吉凶禍福占卜夢結果，大體上夢見蛇都是凶象、不祥之兆，如文中提到：

- 蛇主凶，蛇令人毛骨悚然，在夢裡是凶兆。
- 女人夢見蛇，孩子將會病倒。

●夢見孩子被蛇咬，則意味著家庭不和，帶來憂愁和不幸。

●夢見一對蛇，很快會分家。商人夢見一對蛇，能發大財。

●夢見蛇咬你自己，要交好運，生活會豐裕。

●夢見蛇咬自己妻子，是不祥之兆，會遇到憂愁不幸。

●夢見敵人被蛇咬傷，敵人會互相殘殺，最後兩敗俱傷。

●夢見打死蛇，能征服敵人。

●夢見蛇鑽進洞裡，家裡會被偷竊或被劫。

●夢見蛇捕捉老鼠或青蛙，會有不幸的消息。

●夢見蛇與貓爭鬥，所有的災難都會過去。

●夢見被蛇咬，然後把蛇殺掉及後蛇起死回生，未婚的會找到理想對象；已婚的男性會有婚外情或會有兒子。

●夢見蟒蛇，會受到鱷魚或其他爬行動物的傷害。

●夢見與蟒蛇發生對峙，最後躲開了，預示能從敵人的魔爪中逃跑出來。

●女人夢見蟒蛇，一生光明磊落，白璧無瑕。

●夢見龍蛇入灶有官至。

- 夢見蛇化龍行貴人助。
- 夢見蛇咬人主得大財。
- 夢見蛇入懷中生貴子。
- 夢見蛇行水內主遷榮。
- 夢見蛇隨人去妻外心。
- 夢見蛇入谷道主口舌。
- 夢見蛇繞身者生貴子。
- 夢見蛇多者主陰司事。
- 夢見蛇赤黑主口舌吉。
- 夢見蛇黃白主有官事。
- 夢見鳥走蛇來人引薦。

從疾病的角度來分析患者夢中所看到蛇的夢境，與人體**脾胃消化系統**有密切關係。如果病患夢中反覆出現蛇的夢境，推測大多和腸胃系統功能失調有關，我們將在下一個病例詳細討論。

情緒變化引起的夢境，在遠古社會中已經被廣泛的探討和研究，如《周禮注疏・春官宗伯・占夢》提到：「……一曰正夢，二曰噩夢，三曰思夢，四曰寤夢，五曰喜夢，六曰懼夢……」其中「思夢」「喜夢」「懼夢」便是由情志因素所引起的夢境。明・陳士元著《夢占逸旨》，集歷代諸家夢說，將夢分為九種，其中「情溢之夢」便是和情緒波動有關的夢境，陳士元下了明確的定義：「何謂情溢？過喜則夢開，過怒則夢閉，過恐則夢匿，過憂則夢嗔，過哀則夢救，過忿則夢詈，過驚則夢狂。」也就是說，過度的感情滿溢、喜憂怒恐而致夢出現。

《內經》提到「脾在志為思」，指過度思慮的人，容易耗傷脾胃功能而導致胃腸系統失常。思慮過度也是導致做夢最常見的原因，常言道「晝有所思，夜夢其事」。本案例的少女便是在這種過度思慮下逐漸出現身體衰弱的虛勞症。其實夢見吞蛇的夢境是空泛的，因為害怕夢境成真而致思慮過度成疾，給了我們一個寶貴的臨床經驗，觀察現今社會，因為家庭失和、社會疏離、工作不遂在種種的壓力下所導致的心理負擔，入夜後睡眠不佳，多夢紛紜，長期日積月累的負擔，終究會爆發，進而引起情緒失調，變成如甲狀腺機能亢進、焦慮症、恐慌症等病變發生。

如何轉移情緒，也是治療能否成功的重點

《素問．移精變氣論》提到：「古之治病，惟其移精變氣，可祝由而已。」在當時就已經提出了轉移注意力便能達到治病的效果。本案例的法靖醫師，巧妙利用情志轉移心理療法，在獲得家屬信任和配合之下，採取善意的欺瞞手段，讓患者以爲吃下了排蛇藥物，順利把蛇排出體外，於是先前的擔心與焦慮消除，患者的病症隨即也就消失了。

以這種方式來治療疑心病之所以會達到治療效果，主要還是靠家屬配合與被治療者本身對醫師的信任度，並且運用善意的欺騙技巧與暗示等多種心理技術手段，方能解開病人的錯誤認知與過度思慮，一旦錯誤的認知與不良情緒消除，相關的疑心病自然也就消失了。

病例

02

夢見黃綠蛇

什麼樣的夢反應出消化系統的問題

夢中出現動物的情節是常見的夢境，其中以夢中看見蛇最具神祕色彩，精神分析大師佛洛伊德認爲蛇是男性的典型象徵，夢境出現蛇和性有密切關係；然而，若是從疾病的角度來分析蛇的夢境，病與夢兩者間又透露何種含意與玄機呢？下面這個案例將帶領您進入另一種不同以往出現蛇夢境的思維與臨床觀點。

孫女士，三十五歲，已婚，G2P2A0

病例號：00000010**

西醫診斷：胃食道逆流（gastroesophageal reflux disease，GERD）、胃與十二指腸潰瘍

中醫診斷：痞證、噯酸

「醫生，我經常胸口出現灼熱感，感覺有一股氣上衝，氣打出來後稍微緩解，但隨後又發作，從下午一、兩點後開始出現，晚上睡覺平躺後更嚴重，甚至出現心跳快速，胸悶，呼吸不順暢，影響睡眠，甚至後來都不敢躺下來睡覺。看過很多醫生，胃鏡也做了，都說是胃與十二指腸潰瘍、胃食道逆流，也做過胃幽門螺旋桿菌檢查，服用兩、三個月特效藥，有吃就好一點，沒吃藥後一段時間又發作，真的很困擾，也經人介紹看過許多名醫，吃過許多科學中藥與水藥，也是反反覆覆，醫生您要救救我啊！」孫女士述說著這幾個月來她的門診遭遇和治療過程。

「有出現腹瀉嗎？」我在孫女士談話的空檔追問。

「有啊！一天兩、三次，甚至四、五次都有，但都是量少，軟散狀！有時候腸子還會咕嚕咕嚕叫不停，在大庭廣眾下還真不好意思！」孫女士接著又提到身體許許多多的狀況，彷彿要在最短的時間內將多年來的病痛一次宣洩出來。

「舌頭看一下！」我索性請孫女士張開口來看看舌頭的變化：舌面顯現出舌苔白厚膩、舌根稍偏黃，舌體稍胖大齒痕。

中醫的診斷系統上，舌診屬於中醫四診中望診的一部分，可以從舌頭表現看到患者臟腑虛實病情變化。依據孫女士的舌頭上舌苔和舌質變化來看，反映出脾胃功能出現失調，在辨證上屬於濕熱夾雜證型。

進一步幫孫女士切脈，看看脈象的變化狀態，感覺上孫女士雙手關部位置出現滑數，從脈診也進一步顯示出脾胃升清與降濁功能失調。

「最近老做同一個夢！」

「睡覺時會做夢嗎？夢境是怎樣的狀況？」我進一步問到孫女士的睡眠狀態與做夢情形。

「會啊！很奇怪，最近老做同一個夢！每次入睡，都會進入一個黑暗的深夜，獨自站在公車站牌等待公車到來，不久，前方不遠處駛來一輛公車，旋即公車門打開。奇怪的是，上車後，發現每一個位置都已被坐滿，僅剩下最後座的一個靠窗小位置，正當我打算走到最後一個位置，突然感覺非常擁擠不堪，走道上也擠滿人，只好沿著乘客的頭上慢慢爬到最後一排座位，坐定後，忽然車內的乘客都轉頭過來，怒目瞪著我，眼裡冒出黃綠光，乘客都變成蛇的模樣，身體也是黃綠色，就驚醒過來！好幾次晚上都夢見相同的場景，眞是把我嚇死了！」孫女士生動的描述夢境中的情節，活靈活現，彷彿剛剛發生，歷歷在目。

「眞有意思的夢！」我隨口回答，並且思索著孫女士這樣夢境的背後意義。

蛇的角色在不同書籍中有不同的意義

道教典籍中也可見到蛇的描述，如《內丹還元訣》提到：「脾屬中央戊己土，脾者是土臟。脾中有氣，名曰祇蛇。」這裡所指的祇蛇對應於人體的脾臟，亦即指脾藏眞氣在人體中運行的過程像蛇蜿蜒一樣的過程。

此外，天文學上，螣蛇是北方玄天室宿下的十一星官之一，下掌二十二星。《晉書．天文志》記載：「騰蛇二十二星，在營室北，天蛇也，主水蟲。」（參見圖2）「螣蛇」由二十二顆星體排列而成，從星座排列的形態來看，狀如蛇般彎曲，故稱爲「螣蛇」。

蛇在中醫、五行的意義

敦煌醫學卷子《輔行訣五臟用藥法要》中記載：「小騰蛇湯：治天行熱病，胃氣素實，邪氣不除，腹滿而喘，汗出不止者方。」「大騰蛇湯：治天行熱病，邪熱不除，大腑閉結，腹中大滿實，汗出而喘，時神昏不識人，宜此方，急下之方。」這是目前所看到有關蛇的概念，應用在中醫治病方面詳細記載的內容。

中醫五行學說認爲：木（青色）、火（紅色）、土（黃色）、金（白色）、水（黑色）分別配位在東、南、中、西、北等方位；其中木、火、金、水分別配屬青龍、朱雀、白虎和玄武等四神獸，此四種神獸同時對應人體肝、心、肺、腎四臟；而中央屬土，代表的顏色爲黃色，配屬「螣蛇」與

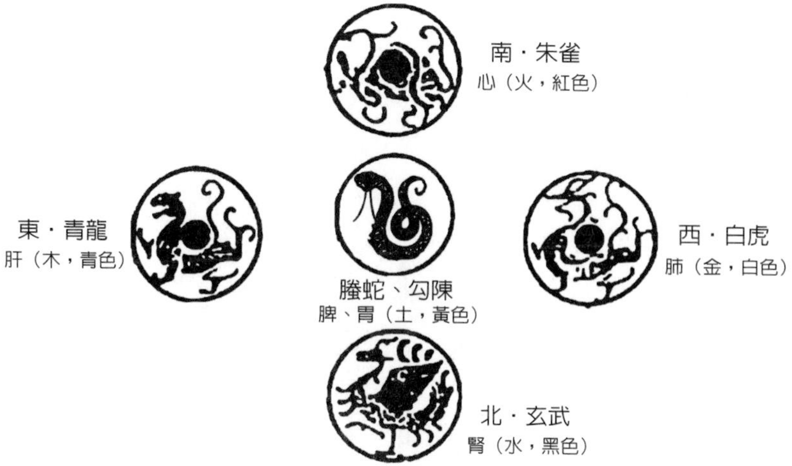

圖1　神獸與方位

「勾陳」兩神獸，對應人體脾與胃（消化系統）兩臟腑（參見圖1）。

從孫女士做夢中看見蛇的情境與本身臨床症候的表現，都透露出脾胃（消化系統）的機能失調，而導致一系列的病理變化。

「不用擔心，根據您的狀況，按照中醫望、聞、問、切四診合參的精神，診斷爲『心下痞』；證屬『濕熱錯雜』。治則採用清熱利濕，辛開苦降。擬方以半夏瀉心湯加減化裁。處方如下：薑半夏三錢、黃芩三錢、黃連一錢、炙甘草一錢、生薑一錢、紅棗四枚、黨參五錢、浙貝母三錢、海螵蛸三錢、木香一錢、丁香一錢、白芍三錢。一天一帖，一帖煮兩次，每次以三碗水煮成八分，煮好後待溫，飯前一小時服用。一週後回診。」我一方面安撫孫女士的不安情緒，一方面開立適合的中藥處方，並且向孫女士一一交代服用藥物的醫囑。

「請您要注意自己飲食，務必三餐規律進食，細嚼慢嚥，並且放慢自己急切的生活步調，不可常常喝茶、咖啡、冰涼飲料，少吃辣味、甜食與發酵類食物，如麵包、優酪乳等製品。當您願意配合改變飲食規律，這樣就能逐漸治好您的疾病。」

二診

「醫生！服用您開的藥後症狀緩解很多，胸口灼熱感的頻率下降了！謝謝您！」孫女士一進入診間，馬上滔滔不絕的述說這一週的服藥狀況。

「嗯！睡眠有改善嗎？有再做相關蛇的夢境嗎？」我趕緊問孫女士這一週來做夢的情況與睡眠狀態。

「睡覺狀況也改善許多！以前只要躺下後就會覺得一股氣上逆，胸口開始灼熱痛，因此睡不著，現在這股氣已經緩解許多，所以睡覺也就跟著好轉。感覺上還是有做夢，但醒來後夢境就記不太清晰，也沒有再出現蛇的夢境，眞的太神奇了！」

「處方照舊！另外，再加入夜交藤五錢，幫助您睡得更安穩些。」看到孫女士服藥後反應還不錯，因此決定依照原處方讓孫女再服用一段時間，另外加入一些藥來改善睡眠品質。

之後孫女士陸續回診追蹤多次，基本上症狀緩解消失，睡眠也逐漸恢復正常，並未再出現有關蛇的夢境。

患者因爲受到身體上的疾病影響，導致出現病理狀態的夢境，這通常和該病情拖延日久有密切關係。隋．巢元方在《諸病源候論》提到：

> 夫虛勞之人，血衰損，臟腑虛弱，易傷於邪。正邪從外集內，未有定舍，反淫於臟，不得定處，與榮衛俱行，而與魂魄飛揚，使人臥而不安，喜夢。

巢元方清楚的說明夢境的出現與身體的疾病狀態有密切關係。由於身體的虛弱，氣血循環耗竭，臟腑的功能失去平衡，再加上外來的病邪侵犯，最後引起人體的精神和情緒波動異常，故睡覺的時候就會不安穩，因此容易導致夢境的出現，這種由於疾病的影響下導致夢

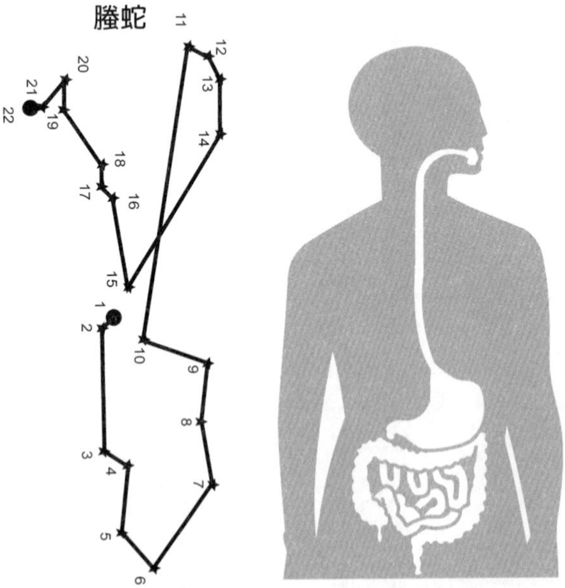

圖2　由22顆星體組成的「螣蛇」，猶如人體曲折的胃腸系統

境的出現，便是我們所要探討的病夢，透過夢境的表現可以提供給醫師另一種不同的思維和診斷觀點，藉此進一步來判讀疾病的病程與輕重。

中醫經典《傷寒雜病論》提到：「陽明居中，主土也。」又說：「陽明之爲病，胃家實是也。」這裡提到的「胃家」是指「從口→食道→胃→小腸→大腸的消化系統」；胃家實則指消化系統的病變性質，乃胃腸功能失調，導致無形邪熱或有形之宿食糞便留滯於胃腸之中，燥結成實，形成典型的陽明熱實證。

從《傷寒雜病論》陽明篇的觀點，顯示陽明位屬於中央，屬土特質，反應病變在胃及大小腸等部位；而「螣蛇」神獸亦位屬中央。因此，「螣蛇」，實質上是指位於人體中央部位，蜿蜒如蛇狀的胃腸系統，亦即由食道、胃、十二指腸、空腸、回腸、升結腸、橫結腸、降結腸，乃至於直腸肛門等整個區域（參見圖2）。

夢境中出現蛇並非只是性的象徵

夢境出現蛇的情況在占卜夢境的書籍中，詮釋方式與現代精神醫學、或是病夢分析的角度完全不同。

最早出現夢見蛇的紀錄是《詩經・小雅・斯干》中提到：「維虺維蛇，女子之祥。」指出夢見蛇的情境，乃是生女孩的預兆。

敦煌《解夢書・龍蛇》篇認爲「蛇當道」主大吉、「蛇入床下」主重病、「蛇上屋」主大凶、「蛇上床」主死事、「蛇相趕」主少口舌、「蛇咬人家」主母衰、「蛇作盤」主宅不安、「打煞蛇」主大吉、「蛇叫」主大吉利等。

由此可以看出，不同時代環境與社會背景對夢境的詮釋有極大的差距。占卜夢境書是從做夢者的吉凶禍福來分析夢境的因果關係，這樣的夢境解讀容易受到做夢者的社會地位、當時的環境，與解夢者的內涵與心態而影響，因此解讀結果也就會有所不同了。

病夢的分析則是從疾病的角度來探討夢境中的情節，也就是說，從已經確診的病例來探討夢境的重要性，以及與疾病的關係。

本案例孫女士已經被確認診斷爲胃與十二指腸潰瘍、胃食道逆流等消化系統疾病，隨著疾病的變化與病情嚴重，患者開始出現睡眠不好與做夢，而且夢境反覆出現以蛇爲主題的情節，以中醫傳統的理論來分析，其實可以了解蛇暗指的是消化系統的病症，也就是《傷寒雜病論》所提出的陽明病，因此治療上可以參考該書所記載的條文和處方，來變化加減而取得不錯的治療效果。

臨床觀察特點

❶夢境出現蛇的情節，從疾病的角度分析和消化系統病變有關。
❷當患者病情改善，夢境也會消失。
❸病夢分析蛇情境，仍必須考慮夢中蛇的顏色、型態與周遭環境關係。

病例

03

夢中越跑越遠的小朋友

不同的胎夢各有什麼寓意

胎夢泛指與懷孕有關的夢中情節。從遠古到近代，不管東方或西方都重視胎夢，不同的文化背景對胎夢的紀錄和描述也都不盡相同，但胎夢和疾病之間有何關係卻極少被研究和探討，透過本案例的臨床觀察，試著撥開這兩者之間的神祕面紗。

紀小姐，二十九歲，已婚，G0P0A0，無任何疾病史
病例號：00000230**
西醫診斷：先兆性流產
中醫診斷：胎動不安

紀小姐第一次懷孕，滿懷喜悅，渴望迎接新生命的到來，但在懷孕第十二至十三

週時，突然出現腰背痠疼，小腹痛，下腹部墜脹感，子宮不斷縮收，產道出現少量血絲，深感驚慌，於是前往婦產科門診，西醫認爲是先兆性流產，開立安胎藥物（Yutopar），並且囑咐多臥床休息，經服藥後子宮縮收緩解，但下腹墜脹感和出血現象仍有，另外也出現心悸、潮熱、易汗出、噁心嘔吐感，於是前來醫院尋求中醫調理。

「醫生，我現在懷孕十二、十三週，下腹墜脹感，產道有輕微出血現象，西醫已經看過了，也服用了安胎藥，子宮縮收的症狀減輕許多，不過服藥後心悸、潮熱、易汗出、噁心嘔吐感，該怎麼辦？」紀小姐說明此次前來門診的原因。

「紀小姐，別緊張，我來幫您看看。從症狀來看是先兆性流產，西醫已經幫您安胎了，因此子宮縮收症狀已經緩解，出現心悸、潮熱等症狀，應該是藥物本身的副作用所引起，所以不用擔心。目前陰道仍有少量出血，下腹稍微墜脹感，這在中醫理論認爲是『胎動不安』。」

東漢．張仲景所著《金匱要略．婦人妊娠病脈證并治第二十》中，就有相關的紀錄與治療的方法：

婦人懷娠六、七月，脈弦，發熱，其胎愈脹，腹痛惡寒者，少腹如扇，所以然者，子藏開故也，當以附子湯溫其藏。

張仲景在這裡所提出懷孕婦女出現流產的胎動不安症狀與治療用藥，是針對已經懷孕六、七個月時，忽然出現身體發熱、怕冷、下腹部疼痛，肚臍以下部位冰冷，脈象弦緊，並且自覺到子宮不斷收縮緊繃感，好像扇子打開又闔起來的狀況。

此外，清·葉其蓁所著《女科指掌·卷三·胎前門》進一步歸納引起胎動不安的原因，並且提出如果是因爲母體本身生病而引起的胎動不安，這時只要將母親的疾病治療好，胎動現象就會緩解；但如果是胎兒本身的問題而導致胎動不安，那麼就必須進行安胎養胎的治療方式：

胎動不安，有因酒色過度者；有舉重觸犯者；有誤食毒物者；有勞役太過者；有喜怒不常，傷於心肝，觸動血脈者；有信服熱藥反爲藥害者；有血少不能養胎者；有胎元內熱者。大法因母病而胎動者，但治母其胎自安。若胎熱血少不堅固者，但安胎母疾自愈。

「紀小姐，透過許多相關的胎動不安醫療經驗紀錄與治療方法，我們可以用來處理您目前的狀況，幫您穩定下來。」我先安撫紀小姐不安的情緒，並向她解釋中醫對此病的看法和治療的方向。

說明

❶先兆流產：指懷孕二十週內，陰道出現少量出血，時下時止，有時伴有腰痠或腹痛，經過安胎治療，有可能妊娠繼續下去者，稱爲先兆流產。

❷胎動不安：妊娠出現腰腹疼痛，伴隨有陰道出血。

從紀小姐的舌診來看：舌尖紅、舌上朱點盛，薄黃苔，反映出心火旺盛。另外，從脈診顯示：雙手尺部出現革脈，浮芤兼見短滑促急。這時自己突然心頭一驚，此乃中醫所謂離經之脈。

《諸病源候論・婦人難產病諸候》說：「診其尺脈，轉急如切繩轉珠者，即產也。」

陳修園《時方妙用・婦人脈法》也提到：「女人得革脈，曰半產漏下；得離經之脈，曰產期，離經者，離乎經常之脈也。蓋胎動於中，脈亂於外，勢之必至也。」

《脈經・卷九》謂：「婦人懷娠離經，其脈浮，設腹痛引腰脊，爲今欲生也。」

由於直覺這是一個不太正常的脈象表現，因此安慰紀小姐：「胎動不安是一種病理現象，如果能夠安胎下來當然最好，但如果是因爲基因本身不健全，這樣讓他隨緣結束，對您本身來說也是一種釋放，若等到生下來後才發現有缺陷，那將會承擔更大的壓力。」

「我了解！謝謝醫師的說明。」紀小姐充分了解目前狀況，作了回應。

「由於您的舌尖朱點很多，心火亢盛，最近睡眠好嗎？會常做夢嗎？」我繼續詢問相關的問題。

夢中越跑越遠的小朋友

「最近老是覺得口乾、口苦、口中有臭味，難入睡，入睡後又容易醒來。特別的是，夢境中常常出現自己一直不斷追著一個小朋友，怕他危險，一直追著，看他到處跑來跑去，且越跑越遠，自己也越追越累！突然就醒來了。」紀小姐詳細描述最近睡眠與做夢的情形。

「喔！很特殊的夢境，這應該是所謂『胎夢』吧！中醫領域並沒有提到太多有關胎夢的紀錄，由於您已經服用西藥安胎藥物了，目前中醫這一部分，我會採取緩解症狀和避免下腹墜脹感與陰道出血爲主，處方以張仲景《金匱要略．婦人妊娠病脈證并治第二十》中所採用的「芎歸膠艾湯」化裁，並結合《沈氏女科輯要．胎動不安》血虛火盛，胎常上逼者，宜加『條黃芩、阿膠』爲治療方向。處方如下：當歸五錢、黑荊芥五錢、阿膠五錢、炙甘草一錢、炮黑薑一錢、升麻一錢、黃芩三錢。三碗水煮成一碗，一帖煮兩次，早晚服用。服藥後注意事項：盡量多臥床休息！不能太勞累。」我繼續向紀小姐解釋目前的病情，以及處方用藥和一些注意事項。

一週後紀小姐並未回診，大約過了一個多月後，再次於門診看到紀小姐，驚訝之餘，詢問目前身體狀況。紀小姐表示當時以中、西醫治療後狀況穩定，並未有太多的不適感出現，胎動不安與出血也得到緩解；但是很遺憾，上週末在浴室洗澡後，未注意到地板潮濕不慎滑倒，導致小產，今天回診就是打算要把身體調養好，準備再次懷孕。

現代醫學研究

胎動與懷孕週數有關，通常在妊娠十六～二十週時，孕婦可以感覺到第一次胎動，隨著懷孕週數增加，胎動的頻率和幅度都會增強，到了妊娠第二十八週左右，達到胎動的高峰期，此時孕婦可以明顯的感受到胎動頻率，越接近生產，胎動的次數則會減少。正常情況下，兩、三個小時之內胎動會達十次以上，但若是超過三個小時胎動次數不到十次，就必須密切留意胎兒的狀況。

中醫對胎動不安的看法

《醫學心悟・卷四・胎動不安》中認爲大多是由娠妊起居不慎，或飲食觸犯禁忌，或風寒搏其沖任之脈，或跌撲傷損，或怒動肝火，或脾氣虛弱所導致的結果，必須依據所誘發原因來進行鑑別。治療方法：

❶如果是因爲母病而胎動不安，則治療母病而胎動自然平穩。

❷如果胎動是因爲胎兒本身因素引起，則需要安胎而母病自然好轉。

另外，還需要診察母體的臉部氣色與舌診顏色變化，如果臉部色赤且舌頭青紫，則胎兒難保；如果母體面青、舌赤、口吐白沫，母體亦難痊癒。

胎夢是指孕婦本身或是其相關親人所夢到與懷孕過程有相關的夢境。目前有關胎夢的發生原因仍未有統一的理論，而胎夢內容的解釋方式也頗受爭論。然而，從古代的文獻紀錄發現胎夢的發生是一個存在事實，例如，漢文帝母親薄姬所做的夢，被稱爲「蒼龍據腹」：

薄姬曰：昨暮夜妾夢蒼龍據吾腹。高帝曰：此貴徵也，吾爲女遂成之。一幸生男，是爲代王。……代王立十七年，高後崩，大臣議立後，疾外家呂氏強，皆稱薄氏仁善，夢見帽子，故迎代王，立爲孝文皇帝。

——《史記・外戚世家・薄太后傳》

這故事指出薄太后夢境出現青龍盤旋在自己腹部上，後來就懷孕了，漢高帝認爲是非常吉祥的徵兆，隨後產下一男孩，是爲代王，最後成爲漢孝文皇帝。

另外，彭希涑《淨土聖賢錄》中也有提到相關的胎夢紀錄：

王氏，明州人，日持《金剛經》，懷孕二十八月，羸瘦日甚。偶倚門立，一異僧過之，謂曰：「汝有善根，何不印施《金剛經》千卷？」王氏從之，又齋千僧，誦《金剛經》千卷。至夜三更，見金剛神以杵指王氏腹。及覺，已生二男在床矣。

這胎夢也指出王氏懷孕二十八個月仍無法生產，直至一位獨特僧人經過家門開示布施《金剛經》千部，王氏依照高僧的話印經文和布施，隨後夢見金剛神以杵指其腹部，終於順利產下二子。

為何會出現胎夢？推測應該與孕婦以及周遭親朋好友的心理狀態有關，孕婦透過夢境的顯現來透露出內心的渴望與期待，也呈現一種對未知的將來充滿不安全感。

《周公解夢》占卜生男生女

胎夢的種類非常多樣性，依據《周公解夢》所記錄的胎夢情境，著重在夢境的內容，並且據此作為占卜生男、生女的方式，或占卜兒女將來權勢與財富的象徵。《周公解夢》依據生男與生女的不同，將胎夢分為四大類型：動物類胎夢、植物蔬果類胎夢、大自然類胎夢和金銀珠寶器物類胎夢。

反映出懷男孩的胎夢情境

【動物類】

- 夢見龍，預示將來出生的兒子能夠成為大人物。
- 夢見蟒蛇或大蛇，是生兒子的徵兆。

●夢見牛，意味著將來會生下特別孝順的兒子。

●夢見豬，暗示財和福，還暗示將來生下的孩子多財多福。黑豬暗示生兒子，白豬暗示生女兒。

●夢見海龜，意味著將來出生的兒子，會擁有很大的權勢。

●夢見老虎，是將來會生出堂堂正正、勇猛兒子的徵兆。

●夢見公雞是生兒子的徵兆。

●夢裡見到龍升天的景象，預示將來生下的兒子能成爲頂天立地的大丈夫。

●夢裡見到龍進屋或進入懷抱，暗示生下的兒子將來會名聲遠揚。

●夢見被野豬驅趕，預示將來生下的兒子會名噪一時。

●夢見騎馬狂奔，暗示將來生下的兒子是具有磊落胸襟的人，且會載譽海内外。

●夢見仙鶴入懷，是得貴子的徵兆。

●夢見騎仙鶴在天空中飛翔，會生下高貴且虛懷若谷的兒子。

●夢見雞飛上屋頂，意味著將來生下的兒子會彪炳史冊。

●夢見在水井中發現龍，是生下的兒子將成爲人中龍鳳的徵兆。

●夢見在水井中發現蛇，是生下的兒子氣宇軒昂、卓爾不群的徵兆。

●夢見如意珠，表示將生下五官端正且聰明伶俐的兒子，是夢中的吉夢。

●夢見龍頭，預示生下的兒子不但長相好，將來還會成就一番偉業，是非常吉利的夢。

●夢見在山上騎虎戲耍或虎奔過來被咬住而出血的景象，會得貴子。

●夢見老虎下山撲入懷抱，是生下貴子的徵兆。

●夢見大蟒蛇纏住身體，暗示生兒子。

●夢見被野豬驅趕，雖然在夢中非常辛苦，卻是個吉夢中的吉夢，意味著會生下將來成爲人中翹楚的兒子。

●夢見有角的黃牛，基本上都是暗示生兒子。但是，不管是大黃牛還是牛犢，如果沒有角，是暗示生女兒。

●夢見騎著黑馬在曠野上奔跑，暗示生兒子。

●夢見一匹野性十足的馬在田野裡奔跑，是將來生兒子的徵兆。

【植物蔬果類】

●夢見田野中成熟的稻穗或秋收的場景，暗示生下的兒子將來能夠統領眾人。

●夢見房院柵欄內有果樹生長，表示將要生下貴子。

●夢中摸到茄子，會生兒子。

●夢見竹子，意味著生下的兒子將來會成爲掌權者。

●夢見菊花，暗示生兒子。

●夢見吃香瓜或得到香瓜，會生兒子。

●夢見果肉豐滿的新鮮水果，生兒子的機率很高。如果水果的數量爲奇數，更說明是兒子。

【大自然類】

●抱住太陽或吞嚥太陽的夢，屬於胎夢中最吉利的夢，一直以來被視爲所生貴子將來會號令天下或名聲大噪。

●夢見日暈或太陽吞噬月亮的景象，會生兒子。

反映出懷女孩的胎夢情境

【動物類】

●夢見鯉魚，表示將來會生下才藝高超、美麗、智慧的女兒。

●夢見鰲蝦，生女兒的可能性很大。

●夢見雞蛋，將來生女兒的機率很高。

●夢見蝴蝶或蝴蝶翩翩起舞，表示生女兒。

●夢見鴿子，將來會生女兒。

●夢見鴛鴦，暗示會生漂亮的女兒。

●夢見麻雀進屋或落入懷抱，多數暗示生下平凡的女兒。

●夢見龍尾或摸到龍尾，是生下漂亮女兒的徵兆。

●夢見抱住龍身，是生下漂亮女兒的徵兆，是非常吉利的佳夢。

●夢見老虎進屋或老虎抱住自己，表示將來會生聰慧的女兒。

●夢見母牛或溫順的牛，暗示要生女兒。

●夢見騎著白馬奔跑，暗示要生女兒。

●夢見牛犢跟隨身後，預示會生下伶俐可人的女兒。

【植物蔬果類】

●夢見草莓，暗示生女兒。

●夢見蘋果，暗示漂亮的女兒。

●夢見番茄，暗示生女兒。夢見接受鮮花，暗示生下美麗的女兒。

●夢裡得到櫻桃，是將來生下漂亮女兒的徵兆。
●夢見撫摸柳樹的景象，會生女兒。
●夢見鮮花盛開的夢或站在花叢，暗示將來生下漂亮可愛的女兒。
●夢見梅花，暗示生女兒。
●夢見白菜，暗示生女兒。
●夢見個頭小且長滿鬚子的人參，生女兒的機率很高。

【大自然類】

●夢見月亮進入懷中，表示要生女兒。
●夢見又大又圓的月亮，表示將來生下多才多藝的女兒。
●夢見雙彩霞，暗示將來生下才貌雙全、有福氣的女兒。
●夢見月亮，暗示女兒。
●夢見太陽，一摸卻是月亮，表示要生女兒。
●夢見波瀾不興的湖水、江河、水庫或大海，暗示生下的是女兒。
●夢見廣闊的田野或平地，暗示要生女兒。
●夢見雙彩霞，暗示將來生下才貌雙全、有福氣的女兒。夢見在海上祈禱，暗示要生女兒。

【金銀珠寶器物類】

● 夢中得到金飾品或金戒，表示要生漂亮的女兒。
● 夢裡得到化妝品，預示要生容貌姣好的女兒。
● 夢見寶石或手裡拿著雙數的寶石，暗示生女兒。

彭希涑所撰《淨土聖賢錄》一書中也有記載二十個胎夢，其胎夢的內容包含四大類：

❶神聖寶物：舍利子、寶塔、明珠、伽黎（袈裟）、金剛杵等。
❷往生的象徵：蓮花（芙渠）、五色煙雲、瑞雲、神光等瑞相。
❸天體：日輪、長庚星等天體。
❹聖人、高僧。

從以上兩種不同的典籍描述可以理解，不同的文化傳統與宗教信仰對於胎夢有不同的解讀。《淨土聖賢錄》屬於佛教紀錄的胎夢大都賦有佛教文化的內涵與意義，夢中事物往往暗示胎兒的來歷，或預示胎兒將來的成就；而《周公解夢》一書所記錄的胎夢則屬於占卜夢境來推測夢境內容，強調如何得知孕婦所懷的胎兒性別究竟是男、是女。

從臨床疾病的角度來探討現代社會孕婦所出現的夢境內容，可概括歸納出下面三點結論：

❶孕婦本身所做的胎夢會遠比親人（包括：先生、父母親）所做的胎夢可信。

❷孕婦夢境的內容如果是夢見小孩（不管男生、女生），其意義遠大於夢見動物類、植物蔬果類、大自然類、金銀珠寶器物類等內容。

❸胎夢的內容如果反覆出現在夢境中，則一定具有特殊意義。

個人認爲，本案例出現這種胎夢，可分爲兩種情況討論：

❶若婦女胎夢中出現小孩、動物、星體、仙佛、金屬器具、植物種子、蔬果等物體靠近孕婦或進入孕婦的腹中，可以推論懷孕的徵兆，再依據出現於夢境的種類來探討胎兒性別、富貴，與吉凶禍福等結論。

❷反之，若夢中看見這些事物離開身體，或不斷追逐這些事物，自覺異常疲倦而驚醒，可能透露出孕婦身體違和，或暗示胎兒出現病理狀況，務必保持警覺。

紀小姐夢境中不斷出現追著小孩跑，小孩卻越跑越遠，符合第二種情況，顯示出胎兒出現病理狀態，表現胎動不安的病兆。

臨床上也遇到不少案例，孕婦在胎夢中出現明確的胎兒性別，產後也確實是如夢境所見；更有孕婦懷孕出現嚴重妊娠嘔吐持續四、五個月，後來胎夢中出現小孩前來告知孕婦必須吃素才能緩解嘔吐症狀，孕婦依照夢境結果吃素後，嘔吐症狀突然就消失的奇特夢境；更有孕婦胎夢中出現小孩前來告訴孕婦，表明生產後其名字要如何取，這些都是現代醫學中難以解釋的夢境，確確實實存在，令人難以理解，有待更多的臨床觀察和資料來佐證。

參考文獻

①傅楠梓〈《淨土聖賢錄》的夢研究〉，《玄奘佛學研究》第十五期，二〇一一年，頁一九九～二四五。
②竹林書局編《周公解夢》，竹林印經處出版，一九九四年，第十二版。
③明．何棟如輯《夢林玄解》中國科學院圖書館藏明崇禎刻本，收錄於《四庫全書存目叢書》子部七十，莊嚴文化出版，一九九五年。

病例

04

夢見被過世的祖母打背

導致胎動不安的夢境

胎夢是否存在仍是見仁見智的爭議焦點，從本案例可以了解距離現在四百多年的明朝，當時的名醫孫文垣（孫一奎）在臨床行醫中，就已經遇到病患描述在懷孕過程，夢境出現奇特的景象而導致胎動不安，孫文垣以務實的精神和態度去診斷患者現階段所處的症狀和體質狀態，然後施以處方用藥，轉危爲安。

張溪亭令的媳婦懷孕已經七個多月，有一天晚上入睡後，夢見過世的祖母，突然揮拳朝她的背部打了一拳，驚醒後出現不正常胎動，產道出現少量出血和急迫欲大便的感覺，小便頻尿，腰部和小腹部脹痛感，持續了五天，這種夢境導致的胎動不安眞的有些奇特。

聘請當時名醫孫文垣前來診治，診脈後，發現孕婦兩手寸部脈象出現短象，重按無力，這是上焦心、肺功能元氣大虛，應當盡速調補身體，處方用人參、阿膠、黃耆、白朮各二錢，當歸、白芍、條芩、杜仲各一錢，砂仁、香附各五分，苧根嫩皮三錢，蔥白六錢，水煎服用。

服用一劑藥後，產道出血停止，服用兩劑藥後，胎動不安現象完全消失，氣色和精神回復正常，等到服用了四劑藥後，處方中去除苧根、蔥白後再調理十多天；最後順利產下一女嬰。

〈原文〉

溪亭子室，妊已七月，夢見亡過祖母，揮拳背打一下，驚醒即覺胎動不安，血已下，大小便皆急，腰與小腹脹疼者五日，此亦事之奇也。

迓予為治。兩寸脈俱短弱，此上焦元氣大虛，當驟補之。人參、阿膠、黃耆、白朮各二錢，當歸、白芍、條芩、杜仲各一錢，砂仁、香附各五分，苧根嫩皮三錢，蔥白六錢。

一劑而血止，兩劑諸症悉除，而神漸安。四帖後，減去苧根、蔥白，調理旬日。足月而產一女。

——《孫文垣醫案》《續名醫類案・卷二十四・胎動》

懷孕時期出現胎動增加，下腹墜脹，腰痠腹痛，陰道少量流血者，稱爲「胎動不安」，又稱「胎氣不安」，這種病相當於現代醫學的先兆流產、先兆早產，經過安胎治療，腰痠、腹痛消失，出血迅速停止，多能繼續妊娠。若因基因有缺陷而致胎動不安者，胚胎不能成形，則不宜進行安胎治療。若胎動不安病情發展以致流產者，稱爲「墮胎」或「小產」。若妊娠在十二週以內，胎兒未成形而自然殞墮者，稱爲「墮胎」；若妊娠十二至二十八週內，胎兒已成形而自然殞墮者，稱爲「小產」。明代・武之望所撰《濟陰綱目》中指出胎漏與胎動不安的差異：「胎動、胎漏皆下血，而胎動有腹痛，胎漏無腹痛爲異爾。」

明代・張介賓《景岳全書》中指出：「妊娠忽然下血，其證有四：或因火熱迫血妄行；或鬱怒氣逆則動血；或因損觸胎氣，胞宮受傷而下血；或因脾腎氣陷，命門不固而脫血。」詳細說明了引起胎動不安、出血的原因。

由於夢境中出現已經往生的祖母揮拳打了背部一下而出現胎動不安，這樣夢境是屬於一種驚嚇過度所導致的病夢，明代兒科權威萬密齋醫師在其所著作的《萬密齋醫學全書》中有提到：「胎動不安，其因有七：或因墜跌舉重，觸動胎氣者；或因縱欲無度，觸動胎氣者；或因七情失節，觸動胎氣者；或因誤食辛熱，觸動胎氣者；或因觸冒寒暑，衝動胎氣者；或因修造移徙，觸動胎氣者；或因母多疾病，胎失其養，而不安者，當各求之，勿一概妄治也。」萬氏特別強調胎動不安的原因有七大類，其中第三類即是屬於情緒失調（怒、喜、思、憂、悲、恐、驚）失去節度，觸動胎氣而導致胎動不安，這也告訴我們面對懷孕過程，婦女必須使其保持輕鬆愉快的心情，避免過度的刺激和恐懼、害怕。

《周公解夢》有關夢見胎動的占夢

這種充滿神奇的預測結果，實在很難讓人了解其中的準確度和科學性，也不易去分析當時占夢者的思考邏輯和推論的基礎，僅能當作一個經驗的論述：

- 夢見胎動：吉兆，會生一個健康的男孩。
- 少女夢見胎動：預示著會很快找到一個意中人。
- 女人夢見胎動：會懷孕，並生一個可愛的男孩。

●男人夢見胎動：妻子會懷孕，並生一個男孩。

將古代醫師臨床經驗中所記錄下的治療胎夢醫案，和前面文章所提到的胎動不安的胎夢經驗互相對照，我們希望抱持著一個觀察和探討的客觀精神，透過對現在醫學和心理學的了解，務實的分析胎夢存在的合理性，而不是穿鑿附會，也藉由這樣的說明，讓每一位懷孕的婦女能夠以平常心去面對每個夜晚所出現的夢境，而免於恐懼。

病例
05

常常夢見往生者

罹患難以立刻痊癒的身心疾病

國際夢境研究協會副主席帕特里茨婭．加菲爾德教授公布夢境的研究報告，提到全球數十億人每天所做的夢境，大致上可以歸納爲十二類，其中第十二類便是夢見往生者，並且指出這種夢境不容易判斷究竟是好夢或是壞夢。

臨床上從罹患疾病的患者來分析，睡夢中出現往生者的夢境確實是非常容易出現，而且大多數的人都有這樣的經驗；然而，夢境中出現往生者，對身體所出現的疾病而言，有何深遠影響？是好？是壞？這是一個頗値得討論的議題。

本案例的陳女士就是一個非常特殊的例子。

陳女士，五十歲，已婚，G3P2A1
病例號：000000709**
西醫診斷：躁鬱症（manic depressive disorder）
中醫診斷：癲狂、百合病

陳女士原本身兼職業婦女和家庭主婦雙重角色，二〇一〇年底突然發生喜歡亂買皮包，不管花錢多少也無所謂，刷爆了好幾張信用卡，情緒高亢，對同事和老闆亂發脾氣，不經思考胡亂講話、批評，睡眠少卻不覺得疲倦感，家人規勸也常常聽不進去，總覺得每做完一件事情就會有很大的愉悅感，當下也管不了那麼多。

但是過了不久，奇怪的事情發生了，在二〇一一年初，陳女士卻又像變成另一個人，整天躲在家裡不敢出門，情緒低落，心情鬱悶，對任何事情都提不起興趣，行動遲緩，常呆坐，躺床，沉默寡言，胃口減低，食欲不振。

參拜過大小的神壇和廟宇，號稱法力無邊的法師或住持都說是「卡陰」，要求作法改運制煞、改祖墳風水等，不僅花了錢，更將全家都弄到精疲力竭，症狀卻還是一樣時好時壞。

後來，陸續進出許多醫院和診所，西醫精神科醫師診斷爲「躁鬱症」，目前在服用鋰鹽和帝巴癲等藥物一段時間後，大多數症狀都緩解了，但是陳女士變得精神不濟，常常出現嚴重的疲倦感，胃口不好，反應變遲鈍，記憶力衰退，患者家屬擔心長期服用精神科藥物會導致更多副作用，所以尋求中西醫合併治療。

常常夢見往生者

第一次看到陳女士是在二〇一一年三月，在大女兒的陪同下前來門診，花了很長時間了解陳女士的病史和目前的狀況，期間也談到了睡眠狀態，發現陳女士的睡眠品質不佳，容易半夜醒來，醒來常想上廁所，去了廁所，小便往往只有一點點，躺回床上卻又出現尿意，感覺又想要起來上廁所，平均數分鐘至一個小時醒來一次，這似乎是每一個夜晚睡不安穩的人會出現的共同現象；而且更特別的是，根據陳女士的描述，最近非常容易在睡覺中做夢，夢中都會出現往生者，以致睡眠大受影響。

夢境一：昏暗的下午，走在路上，街道上很多人，面無表情走動，有男有女，每一個人都身穿深藍單調色系衣服。忽然間看到已經往生的公公與婆婆，走得很快，像飛一樣，想要向前追趕，卻一直跟不上，突然夢境消失醒來。

夢境二：夢境昏暗，在房屋門前花園，看見已經往生的大嫂，只見大嫂身體虛弱，面無血色，手拿瓶子跟我說，她無法打開瓶蓋，拜託我幫忙打開，自己接過瓶子，一旋轉就開了，夢境突然消失。

夢境三：夢中看見已經往生的婆婆正在整理花園，臉色無病容，自己趨前想幫忙，只見婆婆起身用眼睛瞪我一下，自己感覺心裡出現一個聲音說不用了，婆婆就消失，自己也突然醒來。

陳女士所做的是很特殊的病夢，描述非常清晰，並且反覆出現類似的夢境，很難說是陳女士自己杜撰或臆測，這樣的病夢應該和其自身疾病的狀態之間有某種程度的關係，似乎也暗示著某種特殊的含意。

中醫看「躁鬱症」

中醫對於「躁鬱症」的觀點，可以從兩個角度來看待（參見表1）：

❶當「躁症」發作時，與中醫的「狂」症類似。
❷當「鬱症」發作時，與中醫的「癲」症相似。

古代的眾多醫師，從臨床角度來觀察患者的表現，再依據觀察所得的資料來進行診斷與治療，例如《難經‧二十難》指出：「重陽者狂，重陰者癲。」

癲病時間越久，痰鬱化火，也可以出現狂證；狂病反覆發作，正氣虛衰，亦可出現癲證，所以「癲狂」兩者常常並稱。

《雜病源流犀燭‧癲狂源流》一書中更是描述詳細，指出：

癲狂，心與肝胃病也，而必挾痰、挾火。癲由心氣虛、有熱；狂由心家邪熱，此癲狂之由。……癲為久病，狂為暴病；癲病多喜，狂病多怒；癲有時人不知覺，是顛之輕者，狂有時人不及防，是狂之驟者。癲病痰火一時忽動，陰陽相爭，亦若狂之狀，狂病痰火經久煎熬，神魂迷瞀，亦兼癲之狀，此癲狂之形勢宜辨。

表1　中醫看「躁鬱症」

西醫病名	中醫病名	中醫虛實特性	臨床表現
躁症	狂	屬陽，多偏於實證	情緒高亢、喧擾打罵、狂躁不寧
鬱症	癲	屬陰，多偏於虛證	精神抑鬱、悶悶不樂、沉默痴呆、喃喃自語

這說明「癲」「狂」與現代醫學的「躁症」「鬱症」相似，是可以在同一患者身上交替出現的紀錄。

《醫林改錯》中進一步提出「癲狂夢醒湯」來治療癲狂症，書中提出病患常常會有時哭、有時笑，抑制力下降，出現亂罵人、隨意唱歌的情況，不管親人或是好朋友，醜態百出，這樣的臨床表現是由於腦部的氣血受到窒礙，無法調控人體的臟腑活動所導致的結果，這狀況好像做夢一樣：

> 癲狂一症，哭笑不休，詈罵歌唱，不避親疏，許多惡態，乃氣血凝滯腦氣，與臟腑氣不接，如同作夢一樣。
>
> 桃仁八錢、柴胡三錢、香附二錢、木通三錢、赤芍三錢、半夏二錢、大腹皮三錢、青皮二錢、陳皮三錢、桑皮三錢、蘇子四錢研、甘草五錢。水煎服。

躁鬱症，出現鬱症期的表現也和東漢·張仲景《金匱要略·百合狐惑陰陽毒病脈證並治》中所描述的「百合」病症狀表現極爲相同，罹患這種病症的人身體會出現很多奇怪的行爲表現：有飢餓感想要吃，卻又吃不下；常常情緒冷漠，不喜歡和人互動；覺得累想躺在床上休息，卻又躺不住；想要去運動、走路，卻又覺得不感興趣，疲倦無力行走；吃的東西，有時覺得好吃，有時又覺得索然無味；也不知道身體溫度變化，究竟是冷、或是熱，一年到頭都是穿同一件衣服；常常覺得口中出現苦澀味道，小便出現黃赤色。經過許多醫師治療，每次服用藥物後就出現嚴重嘔吐，將藥物吐出來；一個人好像被鬼神附身一樣，但看到患者身體型態，又好像沒有什麼異常，把脈也僅僅出現微數的脈象。

百合病者……意欲食，復不能食，常默然，欲臥不能臥，欲行不能行；飲食或有美時，或有不用聞食臭時；如寒無寒，如熱無熱；口苦，小便赤；諸藥不能治，得藥則劇吐利。如有神靈者，而身形如和，其脈微數。

從這紀錄顯示當時醫師對這樣的疾病已經有所觀察，但由於醫療水平不足，因此常常會被冠上鬼神附身的框框。然而藉由現代醫學的幫助，透過藥物可以讓患者穩定下來，因此對於罹患這樣疾病的患者應給予新的認識和定位，跳脫鬼神附身的傳統窠臼，來協助病患遠離痛苦。

古代占夢書的解讀

敦煌出土《解夢書》中提到：「夢見身死，主長命。夢見死亡，憂子孫。夢見弔孝，大吉利。」另外，晉·葛洪所撰《夢林玄解》中也詳細記錄了夢境中出現往生者的奇特解夢方式：

夢死人忽如活人者，兆主遠信即至。

夢死人聚眾無言，主天時陰雨。

夢死人罵詈者吉事。

夢見死人飲食主病至，與死人同食者又爲吉占。

夢死人出指者喜事，出血者有財。

夢死人屍骨臭爛者兆獲財利。

夢死人立者凶，去者吉。夢手死者主分別。

夢抱死人而哭者吉，笑者凶。

夢死人笑者病除，哭者病至。

夢燒死人臭穢，主年時大旱。

大凡夢見死人喜利居多，如已死之人每於夢中見之，至多憂愁事，非吉兆。

若夢中暗晦，但見死人吹噓，氣入身口中者，大凶之兆。

《周公解夢》一書對夢見往生者的解釋，如夢見往生的朋友，表示物質上將會發生困難；夢見與死者交談，顯現正在進行中的事情會有成功機會，或正在討論的事情會有好結果；夢見死人復活，表示災禍將至。

這些解夢的方式，在現代的社會來說應該只能當作是一種夢境的參考，所以夢境中出現往生者，應該由做夢者本身、外在環境因素，以及夢境中的情境來決定夢境的吉凶。

中醫典籍醫案所記錄的往生者夢境

金元四大家之一的李東垣所撰《脾胃論．脾胃盛衰論》中，描述夢中出現往生者夢境（夜夢亡人）乃是「肝木火太盛」而導致的結果：

或妄見、妄聞，起妄心，夜夢亡人，四肢滿閉，轉筋，皆肝木火盛而為邪也。

吳謙所編撰《醫宗金鑒．卷三．刪補名醫方論》中提到「白朮附子湯」的運用時，主要治療腹部寒氣太盛，導致腸道蠕動不良，引發腹脹、腹滿，口咽部出現清稀的痰涎，小便量多而清長，腳後跟疼，無法支撐上身重量，踩地時出現腳後跟疼痛，身體關節骨頭無力感，嗜睡，下陰部睪丸處冷冷感、悶悶痛痛感，有時夢中會出現鬼怪，有時夢見已死掉的人，肩胛、腰、背、脊椎都疼痛不堪。

治寒中腹脹滿，作涎作清涕，或多溺足下痛，不能任身履地，骨乏無力，喜睡，兩丸多冷，時作陰陰而痛，或妄見鬼狀，夢亡人，腰背，胛眼，腰脊皆痛。

白朮、附子（炮，去皮臍）、蒼朮、陳皮、厚朴（薑制）、半夏（湯洗）、茯苓、豬苓（去皮）半兩、澤瀉、肉桂四錢。

右銼如麻豆大，每服半兩，水三盞，薑三片，同煎至一盞，去滓，食前溫服。量虛實加減多少。

清代大醫家張璐治療夢中出現往生者的醫案紀錄也相當精彩，具有極佳的參考價值，可以作爲與本案例所出現往生者病夢的對照：

文學士黃稚潔，罹患胡言亂語、走路突然失去平衡而跌倒，持續好幾個月。有時六、七天發作一次，有時又兩、三天發作一次，甚至嚴重時會一天發作兩、三次。每次發作就狂吐，口水直流，夾有血絲，有時兩、三小時就甦醒，有時要經過一、兩天後才甦醒。聘請許多醫師診治，也採用祈福助念方式都沒有效果，好像是鬼神附身所導致的結果。探詢其原因，發現白天和晚上常常都會夢見往生的女婢和僕婦，有時突然昏迷不省人事，有時又胡言亂語，胡亂說自己看見奇怪東西，精神萎靡不振，好像自己神魂要脫離一樣，無法正常控制意識。服用天冬、麥冬、生地、熟地、黃連、黃柏、金櫻子、石蓮子等，服用的藥物數量都已經數不盡多少了，病情沒有改善，反倒出現嚴重腹瀉，胃口變差，吃也吃不下。

後來聘請張璐來看診，診脈後發現黃稚潔雙手寸部脈勢強盛，尺部反而虛弱無力，前部大、後部小，重按時脈勢突然消失，輕按則脈勢又出現，這種脈象診斷是一種精氣神潰散的表現，所以開了六君子湯加龍齒、菖蒲、遠志，並且併服養正丹調理，間斷服用，前前後後共服了六、七帖。之前的症狀就逐漸消失，好像鬼神附身的情形也陸續減輕，只是做夢會有遺精的症狀，是平常就有的宿疾，沒有辦法立刻痊癒，隨後又改服用鎮心丹，兩個月後症狀完全消失。他的父親、親戚與朋友都認爲是因爲礦物、金石類藥物能夠將鬼神鎮攝住，所以病情才能痊癒。

其實這些家屬親人哪裡知道眞正痊癒的原因，患者以前的胡言亂語，從中醫的理論來看是由於心神浮散而出現魂魄飛揚的夢境，長期累積所導致的結果，故採用養心神和鎮攝心神的礦物類藥物而取得療效。由於擔心其他人認爲是因爲鬼魂、或是往生者來作怪，特別將治療過程病歷記錄下來，讓後人知道這跟鬼神並無任何關聯，用來破除杯弓蛇影的自我恐懼心理。

石頑治文學黃稚潔諱振藻。譫妄顛仆，數月以來，或六七日一發、或二三日一發、或一日二三發。發則大吐涎水血沫。或一日半日而蘇、或二三時而蘇。醫禱不靈，近於邪祟，**晝夜恒見亡婢僕婦**、或時昏憒不省、或時妄言妄見。精氣不時下脫，不能收攝。服二冬、二地、連、柏、金櫻、石蓮之屬無算，反加作瀉不食。

後延石頑診之，脈來寸盛尺微，前大後小，按之忽無，舉之忽有，知爲神氣浮散之候，因與六君子加龍齒、菖蒲、遠志，送養正丹，間續而進，前後共六七服。自後譫妄顛僕，絕不復發，邪祟亦不復見。惟夢泄爲平時固疾，不能霍然，更與平補鎮心丹，兩月而安。其尊人及昆弟親戚，咸謂金石之藥能鎮鬼神。曷知從前譫妄，皆神氣浮散之故，得養正鎮攝之功，當無神魂飛越之患矣。因識此，以破杯影弓蛇之惑。

——《張氏醫通・卷六・神志門・妄》

從張璐治療經驗案例中，可以得到一些體會與認識：

❶醫師面對疾病時，必須保持一個超然的心態，來掌握患者所出現症狀的前因後果，合理且正確的診斷，治療上就可以取得極佳療效，而非聽信鬼神附身、或往生者加害論點來迷惑自己與患者。

❷本案例患者夢中出現往生者的夢境，張璐醫師沒有提到任何有關夢境中出現這樣情境的原因和理由，只認爲和「神氣浮散」有關，這應該受限制於當時的醫療水平所出現的結果。

❸案例中所採用的丹藥，如養正丹與平補鎮心丹，內含有硃砂等礦物類藥物，在當時的醫療環境可以容許使用，但在現代社會中，目前已經因爲毒性過強而被禁用，故本文僅供參考，切勿自行配置亂服用而導致藥物毒性作用。

將古代名醫所診治的疾病紀錄中，所有描述夢境中見到往生者（亡人）的醫案加以歸納分析比較後，依照中醫對疾病的看法，可以區分爲四大類型疾病，而這些疾病都會引發夢中出現往生者的情境：

❶外邪侵襲型：如中寒、濕、風虛等。

❷臟腑病變型：如消證、心健忘、虛損、夢遺、瘀血等。

❸精神疾病型：如譫、妄、癇等。

❹其他類型：如傳屍等。

外邪侵襲型

第一類型的疾病是屬於外來病邪侵襲人體後所引起，隨著病情由淺入深與病情變化，逐漸影響臟腑運作功能而產生病夢（參見表2）。

外來邪氣以風、寒、濕三大類爲主（中醫將外來病邪稱爲六淫：風、寒、暑、濕、燥、火），寒、濕屬於陰性邪氣，侵襲人體後容易傷及人體陽氣，病邪進一步深入人體深層部位停留，身體的正氣難以將病邪驅除體外，所以日積月累後病情逐漸加重，故容易誘發人體在入睡後出現病夢。

例如，元·危亦林在《世醫得效方·卷十三》一書中所記載的風冷邪氣侵入臟腑，引起脾臟功能失調，出現面萎黃，身體四肢肌肉痲痺，行動不良，不能行步，飲食無味，睡眠淺容易醒，故經常夢中見到死亡人相伴。

表2　外邪侵襲型

疾病分類	病夢內容	典藉出處
風虛溫冷，邪氣入臟	夢寐顛倒，與亡人相隨	《世醫得效方·卷十三》
末傳寒中病（中寒）	或妄見鬼狀。夢亡人	《衛生寶鑒·補遺》
風濕虛冷	與亡人相隨	《嚴氏濟生方·諸風門》
寒中腹脹滿	夢亡人	《醫宗金鑒·卷三》

第二類型的疾病屬於臟腑的病變，是所有醫案紀錄中出現最多往生者夢境，分析疾病所侵襲的病變臟腑，主要是以肝、心、腎三臟爲主；其次虛損、健忘、瘀血所引起的疾病也容易導致夢見往生者（參見表3）。

例如，明．張景岳《類經．卷十六》提到臨床醫治消渴證（相當於西醫的糖尿病），是由於人體長期過度的思慮、積勞，損傷心腎功能，人體元陽虧損嚴重，故晚上睡覺會出現往生者夢境。另外，夢遺是肝虛損；熱入血室乃是肝木火盛，所以人體肝受損後，也容易出現往生者夢境。

值得一提的是，在中醫典籍《黃帝內經》並無相同的往生者夢境描述，反映出春秋戰國時代的醫者，已逐漸將巫與醫的界線釐清，所以在探討醫理時已經很少採用怪力亂神的理論來說明；後世許多醫師在自己的臨床經驗中記錄下如此多的醫案，似乎也說明病夢情境是持續存在於疾病與患者之間。過去存在的經驗，當然現在也同樣存在於本案例陳女士的身上。

後世的醫師在不斷的臨床觀察後，也不再以神鬼的角度來說明疾病的造成原因，這也正是本書所要傳達的正確訊息，不要因爲夢境中出現往生的情境就讓自己內心出現

表3 臟腑病變型

疾病分類	夢境內容	典籍出處
消癉熱中	夢見亡人、凶喪等事	《類經・卷十六》
三消證	必夢見亡人、凶喪等事	《葉選醫衡・卷下》
消症	必夢見亡人、凶喪等事	（本醫案引用與上例類似）
心健忘	多夢亡人，或夢居水中	《軒岐救正論・卷五》
夢遺	多夢亡人	（本醫案引用與上例類似）
虛損	夢與死人共食入塚	《聖濟總錄・卷四十三》
熱入血室	夜夢亡人	《推求師意・卷上》
瘀血	夢見亡先	《千金翼方・卷十五》
唇衄	忽夢其先亡語	《醫學綱目・卷三十三》
虛損	夢與死人共食入塚	《血證論・卷五》
熱入血室	夜夢亡人	《程杏軒醫案・初集》
瘀血	夢見亡先	《血證論・卷五》
唇衄	忽夢其先亡語	《程杏軒醫案・初集》

表4 精神疾病型

疾病分類	夢境內容	典籍出處
神昏譫語	夢亡夫交泄	《孫文垣醫案・卷四》
妄	晝夜恒見亡婢、僕婦	《張氏醫通・卷六》
癇	夜夢其亡妃	《名醫類按・卷八》
寒中腹脹滿	夢亡人	《醫宗金鑒・卷三》

害怕與恐懼，應該積極去面對疾病，並加以治療才能獲得痊癒的機會。

精神疾病型

中醫對情志因素所導致的疾病在許多醫書中都有論述，情志因素包括：怒、喜、憂、思、悲、恐、驚等七種情緒變化，人體內在臟腑氣血受到情緒的影響而出現紊亂，引起病夢的產生（參見表4）。

《夢占遺旨》認爲：「過喜則夢開，過怒則夢閉，過恐則夢匿，過憂則夢嗔，過哀則夢救，過忿則夢詈，過驚則夢狂。」

古代醫家從臨床診治經驗中體認到，神昏譫語、妄、癎等疾病的狀態都會影響到人體情緒變化，導致夢境出現往生者。

表5　其他型

疾病分類	夢境內容	典籍出處
疫	夢亡夫	《續名醫類案・卷五》
傳屍	夢見先亡	《外台秘要・卷十三》
傳屍羸瘦	夢見先亡	《太平聖惠方・卷三十一》
肢節腫痛痰多嘔惡病	夜夢與亡人同遊	《孫文垣醫案・卷三》

其他型

傳屍鬼疰是中醫獨特的病名，泛指獨特的傳染疾病（相當於現代醫學的肺結核），是比較難歸類的疾病型態，屬於具有傳染性的疾病（參見表5）。這些病勢來得極快，在當時的社會中死亡率非常高，因此，在疾病的恐怖心理壓力下，一般民衆罹患這些病後，夢中出現往生者的情境也非常頻繁。

以上說明夢境中出現往生者的情境，這在疾病的發生和發展過程中是非常容易見到的病夢。另外，從這些疾病的種類來觀察，均屬較難立刻痊癒的疾病，在這樣的疾病壓力不斷作用下，人體認知到難以立刻痊癒、重拾健康；在潛意識中的做夢就會出現往生者的夢境表現。個人認爲，「往生」是一種「落空」或「喪失」的意涵，當夢境出現「往生的情境」（包括親人、朋友、不認識的人與場景），代表「現實中的期待或渴望落空」。

罹患疾病的人夢中不斷出現往生者，主要是因爲身體原本希望或是渴望回復健康，但在現實中卻又體悟到不可能回到健康狀態後，產生了失落感（死心），轉變成在夢境中出現往生的情境來表達。這多少也暗示著，當患者夢境反覆出現往生者情境，對病情的預後是有極大的不良影響。

病例

06

夢中的十字路口

現代社會越來越多的精神疾病

社會環境的變遷、家庭世代的代溝、人與之間的疏離，門診中出現精神方面的疾患有越來越多的態勢。一個家庭中出現兩兄弟都是精神方面的疾病，更是父母心中的苦痛，也是沉重的社會壓力與家庭負擔。

黃同學，二十八歲，未婚
病例號：00029775**
西醫診斷：精神分裂（Schizophrenia）
中醫診斷：譫妄

本案例的黃姓同學就發生在這樣的一個家庭，二〇〇三年初春，大學畢業前，黃同學開始出現妄想、妄聽、暴力傾向、情緒不穩、記憶力減退，在中部某區域醫院被診斷罹患精神分裂症，至今已經七年了，陸續服用精神科藥物控制，症狀反反覆覆，經常自覺有人正伺機窺探他心中事情，從家門出來沿著馬路到公園，一路上短短不到幾百公尺，發現路上每一個人都不斷在議論他，而且每一個路人都好像知道他的心事，讓他深感痛苦與憤怒，很想除掉每一個知道他心事的傢伙。

黃同學在母親陪同下前來門診時，大多數的時間都是母親在描述兒子的病情和治療過程，感覺上黃同學變得無聲無息，因此聽完黃母的敘述後，將她請出診間外休息，由黃同學和我面對面來談論自己的狀況，以及目前所有治療過程。可能是因爲仍服用西藥的關係，黃同學說話時可以看到臉部表情眼球上吊，白睛顯露，似乎翻白眼的感覺，說起話來緊張不安的神情，並且強調目前身體好像不是自己的一樣，出現身體僵硬感，容易出現頭暈、嗜睡、視力模糊等狀況，有時會聽到一些聲音，命令他去跳樓或是不要講話，甚至發現鄰居要害他，路人都在談論他的事情。黃同學表示自己很沮喪，也不曉得該怎麼辦比較好。

「晚上睡得好嗎？」我順道問一下目前的睡眠狀況。

夢見自己在十字路口徘徊

「睡不好！常常睡到半夜會做許許多多的夢，夢境中出現非常恐怖的事情，例如看到已往生的親人、妖怪、黑影，或以前所發生的事情重演等。最近常常夢見自己走在昏暗的道路上，走到十字路口，不知道要往哪一個方向繼續前進；走另一個方向，又遇到十字路口，也不知道要往哪一個方向走，來來回回，整個晚上就是不斷在行走，道路兩旁幾乎沒有任何建築，一切是空空蕩蕩的馬路，醒來後非常疲倦，陸續已經出現好幾回這樣的夢境了！」黃同學仔細回答我所提出的每一個問題，並清晰的描繪出夢中情節。

聽了黃同學的描述，腦海中快速閃過以前在中醫典籍中所背誦的一段經文，頗有類似之處，頓時感到奇特，在東漢・張仲景所撰《金匱要略・五臟風寒積聚病脈證并治第十一》篇中提到：

邪哭使魂魄不安者，血氣少也；血氣少者，屬於心，心氣虛者，其人則畏，合目欲眠，夢遠行而精神離散，魂魄妄行，陰氣衰者爲癲，陽氣衰者爲狂。

說明了一個人無緣無故哭泣，好像是魂魄不安，主要原因是人體心臟與腦部神智因為血氣虛少，無法支配身體正常活動狀態，出現恐懼不安的舉動；每到了夜晚睡覺時，眼睛閉合起來就會出現奇特夢境，看到自己不斷在行走，漫無目的的行走，精神恍惚，注意力不集中，無安全感，如此的惡性循環，最終導致「癲」症與「狂」症（相當於現代醫學中的精神分裂症、躁鬱症等病）的發生，可見早在距離現今一千多年前的東漢時代，便有相關的醫案紀錄；當然，在那時的社會醫療水平對此病的了解，遠不如現代醫學的深入，因此常常會遷就於類似鬼神的理論來說明病患脫離現實的思想、情緒和行為。

門診過程中，我傾聽黃同學這幾年來所發生的每一個狀況與治療過程，同時也不斷思索著如何讓他對我產生足夠的信任感，並且如何透過心理上的支持力量來協助他遠離這樣的苦擾。

中醫對「精神分裂症」的研究

受限於當時的社會環境，常常會被視為鬼神附身，因此並沒有像西醫精神醫學領域的蓬勃發展，有關的理論和治療方法，基本上可以從「譫妄」的角度來探討。

《證治準繩・幼科・譫妄》一書中描述到譫妄的臨床表現：胡言亂語，宣稱自己看見或聽見許多鬼怪事情，講話脫離現實不合常理，這種病症是由於體內邪氣強盛，人體正氣虛弱，所以導致神智昏亂、意識不清……典籍上記載：不穿衣服，講話不知輕重緩急、胡言亂語，這是神智昏亂的表現，治療極爲困難。如果剛剛發病就出現妄聽、妄想、妄見等症狀，好像看見鬼怪一般的恐怖，是屬於不治之症。這種疾病從頭到尾，都不容易恢復，這是因爲神智錯亂，只剩下身體軀殼，所以只能過一天算一天，等待死亡到來。

> 譫、多言也；妄、虛妄也。譫妄者，妄有聞見而語言無倫也，皆邪氣熾盛，正氣虛弱，神識不清之所致。……經曰：衣被不斂，言語不避親疏者，神明之亂也，故不可治。如初發熱便妄有聞見，狀如見鬼而恐怖者，不治。此證自始至終，皆不可有，乃神志俱喪，軀殼徒存，不過引日而已。

明朝李時珍《本草綱目・序例上・臟腑虛實標本用藥式》也提到譫妄的發生原因與症狀表現：

> 諸熱瞀瘛，驚惑、譫妄、煩亂，啼笑罵詈。

清代《醫宗金鑑・痘中雜證上・譫妄》也提到引起譫妄的原因，認爲是由於身體內毒與熱邪累積充斥，干擾心脈，腦部受影響，胡言亂語，神智不清，最後導致幻想、幻聽，精神潰亂：

> 毒熱熾盛犯心經，錯語妄言神不清，妄見妄聞志昏憒，黃連解毒服即寧。

此外，《醫宗金鑑．痘中雜證上．譫妄》提出可運用「黃連解毒湯」來治療這樣的譫妄病。

從這些典籍的醫案紀錄中，可以看到古時候的醫師詳細描述患者的臨床症狀表現，但是卻沒有進一步去研究患者腦部發病的病理機轉，這主要是因爲中醫面對疾病時，常常是從患者的臨床表現來分析證型，藉由證型來診斷用藥治療。

古代占夢書的解讀

夢中出現不斷行走或是夢見遠行的情境，如何來解讀呢？我們先來看看歷代占夢書對於夢中出現遠行的夢境，如何解讀其吉凶禍福。

《周公解夢．公路街道》提到夢境中走路的情境，其中有描述夢見自己面前有好幾條路，究竟走哪一條路舉棋不定，捷報會頻傳，這一點是非常奇特的結論，如何解讀不得而知，故僅供參考。

- ●夢見自己在走陌生人所走過的路，事業會取得勝利。
- ●夢見獨自一人行走，仇人會增多。
- ●夢見和朋友、妻子走的不是一條路，意味著更愛他們。
- ●夢見自己面前有好幾條路，究竟走哪一條路舉棋不定，捷報會頻傳。

《黃帝內經．靈樞第七卷．淫邪發夢第四十三》記載：「厥氣客於脛，則夢行走而不能前，及居深地、窌苑中。」說明邪氣侵犯一個人的大腿和膝關節等部位，就會夢見想要行走卻不能前進，以及被困於地窖、養動物種植物的庭院之中。這段紀錄應該是最早提出夢境中出現行走的情境夢紀錄，也是首先從疾病的角度來分析夢境，當疾病侵犯人體腳的部位，引起患者行走不方便，因此在夢境裡反映出現實環境中，心裡想行走卻無法行走的窘境，或是被困於某一個地方的無奈。

本案例黃同學罹患精神分裂症多年，夢境中經常出現往來十字路口與不斷行走，醒來後備感倦怠，這樣的疾病和夢境從臨床來觀察是有某種程度的相關聯，雖然與前面《內經》所描述的臨床表現不同，但卻與東漢．張仲景所撰的《金匱要略．五臟風寒積聚病脈證并治第十一》中提到：「夢遠行而精神離散」相似，亦即人處在精神渙散的狀態下，夢境中就容易出現遠行的情境；或者是說，當患者夢中反覆出現遠行情境時，就易使人出現精神不濟、精神恍惚的症狀。

個人認爲，黃同學受困於精神分裂，時常感覺有人在窺探他的心事或談論他，這是一種妄想的特徵，反映出雖然經由現代醫學藥物治療，但是在思考、情感、行爲等方面仍有某些障礙，內心的衝突和矛盾，讓他無法安定心思。從夢境中經常出現十字路口的情境，透露出黃同學徬徨不安的內心世界。

黃同學目前仍持續在門診追蹤調理，並配合西醫的藥物治療中。值得安慰的是，經過一段時間的診治，並且給予強大的心理支持，黃同學已經能走出家庭，面對社會環境的壓力，努力從事工作，表現良好！

病例

07

夢見神魂離體

經絡循行失調，肝經受邪氣侵擾

西元一一三三年（南宋高宗紹興三年），許叔微在四明（今紹興，南宋政經與文化重鎮）等待任官，遇到一位董姓學生，患有神氣不寧的毛病，每當躺下來睡覺時，夢中就看到自己的靈魂飄浮起來，感覺身體躺床上，而神魂離開自己的肉體，害怕、恐懼、心悸，嚇得不敢再睡覺。董生一連數天晚上都沒睡，看了好幾位醫生都沒有辦法治療好，於是邀請許叔微前往看診。

許叔微詢問董生：「其他的醫生都是以何種疾病來治療？」

董生說：「醫生都以爲我罹患心病。」

許叔微診斷後說道：「依照你的症候與脈象來判斷，應該是肝經受到外邪侵襲，並不是心病。由於肝經虛損，導致邪氣侵襲，肝原本藏有魂，受邪氣侵擾而魂不歸舍，故游蕩在外產生病變。平常人不受外來邪氣干擾，所以躺下睡覺後魂可以回到肝體中，神魂安靜則可以安穩睡覺。如今你的肝臟受到邪氣侵犯，魂不得回到肝臟，所以臥床睡覺時會夢見魂漂浮起來，好像離開身體，更何況肝五志主怒，所以稍微小小生氣，病情就會加劇。」

董生聽了很高興的說：「之前都沒聽過其他醫師這樣說明，聽了許醫師的話，雖然還沒有服藥，但心理的負擔已經減輕大半，希望能趕快服藥將身體調理好。」

許叔微向董生說：「你可以將我所做的診斷病因、病機和其他醫師討論，然後請這些醫師來幫你開藥治療，並且質疑他們的用藥，大約十天後我會再回來看你。」

經過了十天，許叔微回來看董生，董生說：「這些醫生討論很久，也翻遍古代的方書，都找不到和我所罹患的病情相同狀況。」

隨後許叔微開了兩個處方讓董生服用，經過一個月後，疾病完全消失。這個處方主要是以珍珠母爲主藥，配合龍齒，因爲珍珠母爲入肝經第一要藥，而龍齒鎮肝潛陽也能入肝經來輔助。一般而言，大多數醫生都認爲龍骨和珍珠母（虎睛）是鎮定心神藥物，實在是不了解這兩種藥有不同的作用方向，龍齒具有安魂作用，虎睛具有定魄作用，中醫理論認爲東方顏色是青色，配位神獸爲龍，五臟屬肝，魂藏於肝體中（東方蒼龍木也，屬肝而藏魂）；西方顏色是白色，配位神獸為虎，五臟屬肺，魄藏於肺體中（西方白虎金也，屬肺而藏魄）。龍能飛騰變化，象徵魂遊而不定；虎能安靜等待，象徵魄定而防守。所以治療魄（精神狀態）不能夠安定下來，應該採用虎睛（珍珠母）這味藥，如果治療魂飛揚漂浮，應該採用龍齒這味藥。萬事萬物有一定的道理，不見得都能說明清楚，只能靠懂的人來妥善了解和運用。

〈原文〉

紹興癸丑，予待次四明，有董生者，患神氣不寧，每臥則魂飛揚，覺身在床而神魂離體，驚悸多魘，通夕無寐，更數醫而不效，予為診視。詢之，曰：醫作何病治？董曰：眾皆以心病。予曰：以脈言之，肝經受邪，非心病也。肝經因虛，邪氣襲之，肝藏魂者也，遊魂變。平人肝不受邪，故臥則魂歸於肝，神靜而得寐。今肝有邪，魂不得歸，是以臥則魂揚若離體也。肝主怒，故小怒則劇。董欣然曰：前此未之聞，雖未服藥，已覺沉去體矣，願求藥法。

予曰：公且持此說與眾醫議所治之方，而徐質之，閱旬日復至，云：醫遍議古今方書，無與病相對者，故予處此二方以贈，服一月而病悉除。此方大抵以眞珠母爲君，龍齒佐之，眞珠母入肝經爲第一，龍齒與肝相類故也。龍齒虎睛，今人例作鎭心藥，殊不知龍齒安魂，虎睛定魄，各言類也。東方蒼龍木也，屬肝而藏魂，西方白虎金也，屬肺而藏魄。龍能變化，故魂遊而不定；虎能專靜，故魄止而有守。予謂治魄不寧者，宜以虎睛，治魂飛揚者，宜以龍齒。萬物有成理而不說亦在夫人達之而已。

——《普濟本事方・卷一・中風肝膽筋骨諸風》

古人的觀念

本案例董生的夢境中出現魂魄離體，是一件奇特的夢境表現，從現代醫學的角度來探討，或許會被認爲荒誕不經，但是拋開科學的意識型態爭論，在古代社會中，魂魄是普遍存在的觀念，如東漢・張仲景所著的《金匱要略・五藏風寒積聚篇第十一》就記載著人體與魂魄的關係：

邪哭使魂魄不安者，血氣少也，血氣少者，屬於心，心氣虛者，其人則畏，合目欲眠，夢遠行而精神離散，魂魄妄行。

明確指出人體因爲氣血減少，主宰氣血循環的心臟功能（心主血脈）就會下降，使人易出現情緒上的恐懼，閉眼容易嗜睡，入睡後容易做夢，夢境中出現自己不斷行走，精神疲勞潰散，魂魄飄忽不定。

另外，《惠直堂經驗方》也提到「離魂症」：

> 臥時覺身外有一身，一樣無別，但不言語，名曰離魂。蓋臥則魂歸於肝，肝虛邪襲，魂不歸每夜一。

這是說明人每到晚上臥床睡覺後，便會夢見自己躺臥在床上，還有另一身體漂浮在外，形狀長相跟躺著的自己沒有任何差別，但不能言語。離魂症主要是因爲神情不寧，感覺虛幻失調，肝虛邪襲，神魂離散而出現本病。

在《雜病源流犀燭．不寐多寐源流》也有進一步提到相同的觀念：

> 有神氣不寧，每臥則魂魄飛揚，覺身在床而神魂離體，驚悸多魘，通夕不寐者，此名離魂症。……宜前後服眞珠母丸、獨活湯。

古人認爲魂是人體的陽氣，構成人的思想與智慧；魄是人體的陰氣，構成人的形體外觀。魂魄（陰陽）互相協調，則人體健康無病，《人身通考．神》中說：

> 神者，陰陽合德之靈也。惟神之義有二，分言之，則陽神曰魂，陰神曰魄，以及意智思慮之類皆神也。

表6 三魂

疾病	夢境	夢境	典籍出處
一名胎光	太清陽和之氣	屬於天	主生命，久居人身則可使入神清氣爽，益壽延年；源於母體。
二名爽靈	陰氣之變	屬於命	主財祿，能使明氣制陽，使人機謀萬物，勞役百神，生禍若害；決定智慧、能力，源於父。
三名幽精	陰氣之雜	屬於地	主災衰，使人好色嗜欲，溺於穢亂之思，耗損精華，神氣缺少，腎氣不足，脾胃五脈不通，旦夕形若屍臥。控制人體性腺、性取向。

表7 七魄

疾病	夢境
屍狗	主人體睡眠時候的警覺性
伏矢	主分散身體毒素
雀陰	主生殖功能的調節
吞賊	主夜間消除身體有害物質
非毒	主散邪氣淤積，如腫瘤等
除穢	主清除身體代謝物
臭肺	主呼吸調節

人死魂（陽氣）歸於天，精神與魄（形體）脫離，形體骨肉（陰氣）則歸於地下。

道教教義

道教教義中對魂魄的分類與討論更是深入與複雜，一般人實在很難理解其眞實性和科學性，如《雲笈七籤》卷五十四「魂神部」稱人身有三魂七魄。三魂是指天魂、地魂、命魂；七魄乃屍狗、伏矢、雀陰、呑賊、非毒、除穢、臭肺，亦即指喜、怒、哀、懼、愛、惡、欲，生存於物質中。（參見表6、表7）

宋俞琰《席上腐談》卷上：

醫家謂肝屬東方木而藏魂，肺屬西方金而藏魄，道家乃有三魂七魄之說。魂果有三，魄果有七乎？非也，蓋九宮數以三居左；七居右也。

這裡主要是說明魂爲何有三？魄爲何有七？主要是因爲中醫臟腑配位，肝在東方，屬木，配合洛書東方數爲三；肺在西方，屬金，配合洛書西方數爲七。故三肝（魂）七肺（魄）（參見圖3）。

中醫認爲魂、魄與人體臟腑、經絡功能有關，也主宰人體的睡夢狀態，例如《素問・宣明五氣篇》提到：「肺藏魄、肝藏魂。」

《中西匯通醫經精義・五臟所藏》進一步提出說明：人體能量運作爲陽的表現，血液材質爲陰的表現，能量推動血液運行，血液協同能量流轉，互相依存，缺一不可，肝主宰人體血液材質的生成和陽氣能量的運行，所以魂代表肝臟的運作系統，控制人體血液（肝藏血）材質的生成與能量運行（陽之精，氣之靈），所以白天眼睛能夠看清楚事物，是因爲肝魂將血液運送至眼睛；晚上則血液回流到肝體中，肝魂回藏肝則人能入睡安穩。如果一個人肝血不足，甚至耗竭，則肝魂不安，晚上睡覺就會多夢紛紜，甚至會心驚膽怯。

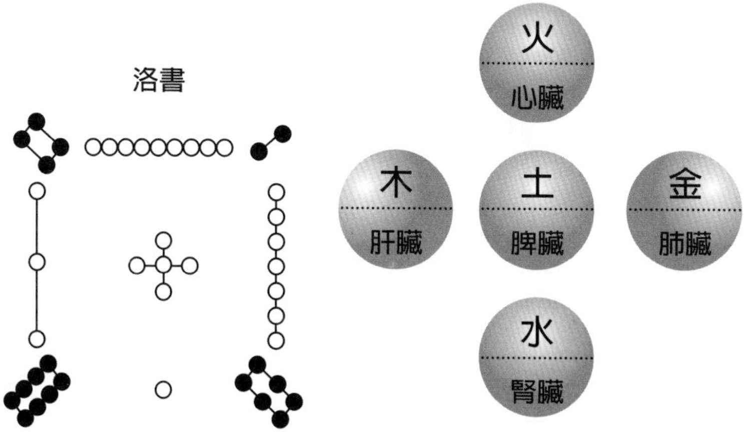

圖3 洛書與中醫臟腑配位

一個人的身體、形體、肌肉是陰的物質表現，這種物質會受到某種力量主宰，而這力量便是魄最重要能力，所以肺藏魄。魂以功能活動爲主要表現（動），魄以形體狀態爲主要表現（靜）。百合病（神經精神官能症），恍惚情緒不穩，都是魄受到干擾而導致的疾病；夢見惡魔、鬼魅，都是魄被遮蔽所導致的結果。人往生後，成爲鬼，獨留軀殼外形，這都是魄所轉變而成。魂魄皆無特定的形象，變化萬端。

肝藏魂，魂者陽之精，氣之靈也。人身氣爲陽，血爲陰，陽無陰不附，氣無血不留。肝主血，而內含陽氣，是之謂魂。……晝則魂游於目而爲視，夜則魂歸於肝而爲寐。魂不安者夢多魂，不強者虛怯。

肺藏魄，人身血肉塊然，陰之質也，有是質，即有宰是質者，秉陰精之至靈，此之謂魄。

魂主動而魄主靜。百合病，慌惚不寧，魄受擾也；魔魘中惡，魄氣所掩也。人死爲鬼，魄氣所變也。凡魂魄皆無形有象，變化莫測。

經絡系統劃分成十二條經脈與奇經八脈分布全身（參見圖4）；每兩小時循環一條經脈，一天二十四小時環繞人體一周，其中肝經（足厥陰）在凌晨一點到三點（丑時），肺經（手太陰）則在凌晨三點到五點（寅時）。凌晨一點到五點這段時間恰巧

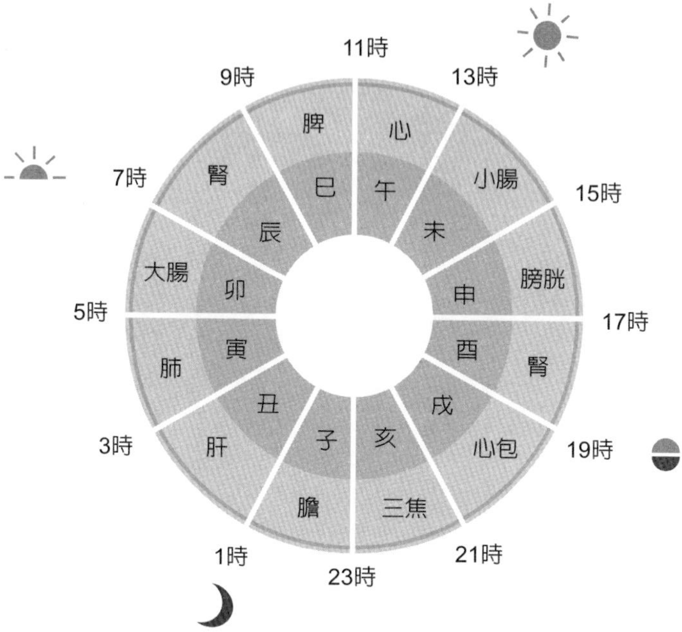

圖4　經絡臟腑與時間循環

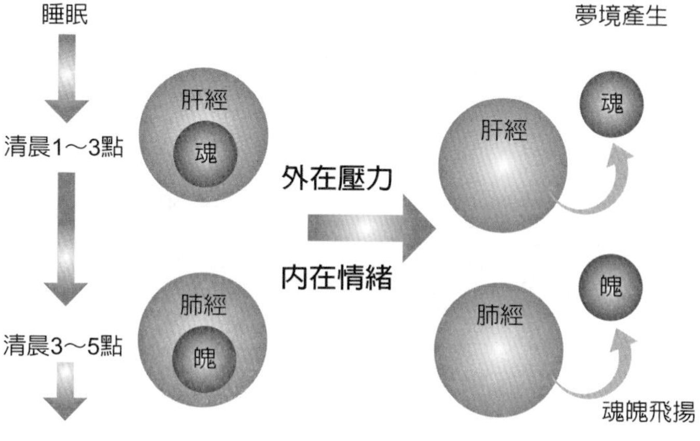

圖5　魂魄與夢境產生關係

是人體入睡後容易做夢的時間，如果沒有任何外來環境刺激與內在心理憂慮驚恐等情緒變化時，肝所主宰的魂與肺所主宰的魄就能運行正常，睡眠就能安穩；反之，若受到外來刺激以及情緒波動，肝與肺的經氣受到干擾，肝魂與肺魄被擾動而不能潛藏，魂魄飛揚，人體在這段時間就會睡眠不安穩，不斷產生多夢與惡夢（參見圖5）。

董生因爲神氣不寧而導致夢見自己魂魄離體，這種病因從經絡循行失調來詮釋是可以得到合理認識。

現代醫學研究魂魄離體

現代醫學研究魂魄離體和「瀕臨死亡經驗」描述類似，美國神經學專家凱文・尼爾森教授在《神經學》中發表報告，認爲瀕臨死亡體驗是一種有科學依據的生物性體驗，而非靈魂出竅或者上天堂，瀕臨死亡的人容易陷入一種類似做夢的狀態。因此，董生出現這樣的夢境或經驗並非無稽之談，應該是值得進一步再探討發生的眞實機制。

心理學大師榮格從德國傳教士衛禮賢（Richard Wilhelm）所翻譯的道經《太乙金

華宗旨》中得到啓發，接受丹道的陰陽思想，對「魂魄」觀念加以詮釋：「魂」譯爲 animus（阿尼姆司），屬於陽性本質，指在女性的內心潛意識深處藏著男性面；「魄」譯爲 anima（阿尼瑪），屬於陰性本質，指在男性的內心潛意識深處藏著女性面。從榮格的角度分析，「魂」是意識和理性的象徵，「魄」是無意識的人格化身，是通向無意識的橋梁。

animus 與 anima 構成身體活動的兩種心靈結構，可見西方的心理學家也嘗試去合理化與科學化魂魄的潛在意義。

參考文獻

①杜祖貽、關志雄、湯偉奇《中醫學文獻精華》，商務印書館（香港），二〇〇四年，頁五七〇。

病例

08

夢見和人打鬥爭吵

什麼樣的夢反應出肝、膽的問題

晚上睡覺時，每當眼皮閉上，就會夢見和人打鬥爭吵，爭鬥打輸的情節令人恐懼害怕到難以形容，大多數的醫師都會認爲是心病；傅青主則認爲是**肝病**。因爲中醫理論認爲肝藏魂，肝血不足，則魂得不到足夠的血液供養，所以當晚上睡覺，眼睛閉合起來時就會出現類似鬼魅夢境。由於肝、膽氣虛，人就容易表現膽怯恐懼，因此夢境中也出現較多打輸的恐懼夢境。

此時若沒有緊急補養身體，病情就不容易出現緩解改善，然而單用草木類的藥物是無法應付如此嚴重的病症，只能採用溫酒烊化鹿角膠這味藥，趁空腹時服下則可痊癒。

因爲鹿角膠可以快速補充人體精氣與血液，當人體血液充足旺盛，則神魂就可以安定，晚上與人打鬥爭吵的夢境就會消失。

〈原文〉

夫人夜臥交睫，則夢爭鬥，負敗恐怕之狀難以形容（者）。人以爲心病也，誰知是肝病乎？蓋肝藏魂，肝血虛則魂失養，故交睫則若魘。乃肝膽虛怯，故負恐維多。此非竣補，不克奏功，而草木之品，不堪任重，乃以酒化鹿角膠，空心服之可痊。蓋鹿角膠峻補精血，血旺則神自安矣。

——《傅青主男科重編考釋・怔忡驚悸門》

夢境中出現與人打鬥或爭吵的情境在現代社會中是常見的夢境之一。然而，夢境中隨著打鬥與爭吵的情境不斷上演，爭鬥打輸的情節影響做夢者的心理層面導致恐懼、害怕而逃避，清代名醫傅青主稱之爲「恐怕症」，這樣的臨床特點和觀察是非常獨特的論述，也顯示出傅青主對病情掌握的精湛醫術。

現代精神醫學有一個類似的病名診斷，稱爲「恐懼症」（phobia），定義如下：指某些特殊處境、物體或與人交往時產生異乎尋常的、強烈的恐懼或緊張不安的內心體驗，從而出現迴避反應。這種反應雖明知其不合理，但在相同場合仍反覆出現，難以控制。

症狀學標準：

由下列情況之一引起強烈的恐懼或緊張不安，因而竭力迴避。

❶特殊的處境：如人群聚集（聚會恐懼或廣場恐懼）、獨處密閉的室內（幽閉恐懼）、登高臨淵（高處恐懼、深淵恐懼）、過橋（過橋恐懼）、越過馬路（過街恐懼）、進入學校（學校恐懼）等。

❷某些物體：如小動物（動物恐懼）、尖銳物體（尖鋒恐懼）、流血（血液恐懼）、不潔物（不潔恐懼）、棺材或墳墓等不祥物（不祥恐懼）等。

❸與人交往：如怕邂逅陌生人（對人恐懼）、見人臉紅（臉紅恐懼）等。

嚴重程度標準：

上述症狀妨礙了工作、學習或日常生活的正常進行，可伴有昏倒等神經症狀。患者認識到上述情況引起的迴避反應是不合理的、不必要的，但不能擺脫，要求治療。

病程標準：

可長可短。研究病例的病程至少三個月以上。

應排除下列疾病：

❶精神分裂症

❷抑鬱症。

這個醫案的患者在做夢的環境中，產生異乎尋常的強烈恐懼或緊張不安的內心體驗，與西醫精神醫學所提到恐懼症有相同的病理機制，藉由現代醫學的探討可以幫助我們理解古代醫家的臨床觀察與治病技巧，同時也讓我們清楚理解夢境的產生應該有其獨特的內涵，而非荒誕不經或怪力亂神，當時的醫家已經對夢境的內容和疾病的關係有著深刻的體會，也嘗試去分析與尋求治療的處方。

占夢書中記載出現打鬥、爭吵的情節

占夢書都是著眼在預測夢境中的吉凶禍福，教導做夢者如何趨吉避凶，然而推論的理由與結果，往往和占卜夢者的角度和立場而有不同結果，以現在的社會觀點和學術角度去研究占夢書的內容，常常令人不易理解爲何會出現這樣的結論。如敦煌《解夢書》中記錄夢的情節與預測的結果：

夢見被打趁（即追趕）者，大凶。

夢見與人鬥爭，得財。

夢見打人，凶。

夢見斷殺物（殺人的凶器斷開），命必決。

夢見打行人，亡失財。

另外，《周公解夢·衝突》中也詳細記錄了夢中衝突與爭吵的占夢吉凶禍福，其描述和推論更是難以用現代的想法和觀念去了解，是否結果眞的是如此，恐怕還需要更多的統計資料和臨床驗證結果。詳列於下，僅供參考：

- 夢見和別人發生了衝突：會無憂無慮。

●夢見與妻子不和：家裡的一切都會很順心，所以心情會愉快。
●夢見和敵人爭鬥：意味著能使敵人歸順自己。
●女人夢見與丈夫吵架：要生孩子。
●熱戀中的女子夢見和戀人打鬥：會憂心忡忡。
●夢見妻子和別人打架：妻子要生病。
●夢見和朋友發生了衝突：對自己的困難會愁眉不展。
●夢見和敵人打得難分難解：敵人會搞陰謀反對自己，使自己遭受損失。

這些占夢或解夢書僅可以當作夢境的參考紀錄，反映出古人對夢境中情節渴望得到預期結果，這種觀點和我們本書所探討的夢境與疾病的相關性是不同的方向和角度。

從中醫的角度來探討

可以回溯到春秋戰國時代《黃帝內經》中《靈樞．淫邪發夢》描述肝、膽氣過度旺盛，容易導致夢境中常常出現憤怒、打架、自殺，或與人爭吵生氣的情境：

肝氣盛則夢怒。

> 厥氣客於膽，則夢鬥訟自刳。

《素問・脈要精微論》也提到，當人體內的陰陽氣血平衡系統失調，過度亢進，則夢境中容易出現相互殺戮或爭奪的夢境：

> 陰陽俱盛則夢相殺毀傷。

肝、膽在人體扮演的角色

除了現代醫學所強調的肝與解毒功能，膽與脂肪分解功能外，中醫理論特別凸顯肝、膽和人體的決策系統有密切關係。如《諸病源候論・膽病候》提到，膽是腑，肝是臟，膽主宰人體的判斷與決策系統，人體臟腑的功能和狀態都受到膽來調節，一個人如果膽氣不足，現實社會中則容易出現擔心害怕，好像要被人抓走一樣，當然夢境中也容易出現爭吵害怕輸了的膽怯心理。

> 膽……肝之腑也，決斷出焉。諸腑臟皆取決斷於膽……膽氣不足……如人將捕之。

清代陳修園在《醫學實在易・膽說》也有同樣的說明，認為膽五行屬木，居處人體中央部位中的一腑。膽有決斷的功能，能夠防禦和消除某些精神刺激（如驚恐），調節與控制氣血的正常運行，確保身體內臟腑之間的協調穩定，故比喻爲中正之官。《素問・靈蘭秘典論》謂：「膽者，中正之官，決斷出焉。」

另外，膽有內藏膽汁的功能，因爲膽汁是精純、清淨之物，稱爲「精汁」，所以把膽囊稱爲「中精之府」。一個人的勇氣、膽怯、邪惡、正直都是透過膽來觀察和決定，有足夠的膽量方能承擔社會與公司所賦予的使命。某些人的先天體質膽氣就比較虛弱，或經由外界壓力而呈現「膽怯」，膽怯的人很容易受到驚嚇，無法勇敢與果斷，因而影響其思考與決策能力，所以容易做夢，易驚、善恐、多夢。

膽屬木，肝之腑也，爲中正之官，中精之府，十一經皆取決於膽。人之勇、卻、邪、正，於此詹之，故字從詹。又膽者擔也，有膽量方足以擔天下之事。肝主仁，仁者不忍，故以膽斷，膽附於肝之短葉間，仁者必有勇也。

傅青主依據這樣的觀點來闡釋本案例中，患者每當眼皮閉上，就會夢見和人打鬥爭吵的夢境，認爲是和人體肝、膽系統有關。肝藏魂，肝血不足，則魂得不到足夠的血液供養，所以當晚上睡覺，眼睛閉合起來時就會出現類似鬼魅夢境。此外，由於膽氣虛，人就容易表現膽怯恐懼，故夢境中出現較多打輸的恐懼夢境。

現代人工作壓力大，生活緊張繁忙，又經常熬夜，造成愈來愈多人失眠，每當躺下後就做夢，夢中反覆出現吵架、爭鬥、憤怒等情境，情緒受影響後驚醒，睡不安穩，早上起床後更加疲勞倦怠，這正是符合這樣的一種病理特徵。

宋代嚴用和在《嚴氏濟生方‧驚悸怔忡健忘門》中，提出採用溫膽湯來治療這種心神不寧、氣虛膽怯，遇到事情容易受驚嚇，晚上睡覺時則會夢見許多不祥、恐怖的事情，這些怪異恐怖的夢境讓人迷惑害怕，導致心受驚嚇而膽怯，氣鬱悶而出現痰涎。痰涎與病氣不斷累積而引起其他病症出現，如呼吸短促不順暢、心跳無力、容易冒冷汗、四肢水腫，飲食沒有味道吃不下，心煩氣躁，坐也坐不住，躺也躺不安穩。

嚴用和醫師已經體認到，一個人身體有病會表現出病夢，同時也發現人的夢境具有致病性，因而提出溫膽湯來治療這樣的病情：

治心虛膽怯，觸事易驚。夢寐不祥，異象感惑，遂致心驚膽怯，氣鬱生涎，涎與氣復生諸證，或短氣悸乏，或復自汗，四肢浮腫，飲食無味，心虛煩悶，坐臥不安。半夏湯泡七次，竹茹、枳實去皮，各二兩，陳皮去白，三兩，白茯苓去皮，一兩半，甘草炙，一兩，上㕮咀，每服四錢，水一盞半，生薑五片，棗子一枚，煎至七分，去滓，溫服，不拘時候。

本醫案傅青主並不是採用溫膽湯來治療，而是依據自己臨床經驗和醫學理論架構，進一步提出峻補人體的治療方法，而且單用草木類的藥物無法取得效果，必須採用溫酒烊化鹿角膠這味藥，趁空腹時服下則可痊癒，因爲鹿角膠可以快速補充人體精氣與血液，當人體血液充足旺盛，則神魂就可以安定，與人打鬥爭吵的夢境就會消失。

病例

09

夢見青衣婦人

引發惡夢的原因和改善方法

元朝名醫羅謙甫前往雄洲治療國信副使許可道，發現病家脈象忽大忽小、忽長忽短，判斷是因爲氣血循環不均匀，導致邪氣侵犯人體正氣的結果。

許可道副使說：「我在前往邯鄲驛站中，晚上睡覺時夢見一個婦人身穿青色上衣，看不清五官表情，只見這婦人用拳頭朝我的脅下打了一下，於是自己脅下部位就疼痛不止，還出現發熱、畏寒，吃不下東西，我想應該是被鬼擊。」

羅謙甫說：「可服用八毒赤丸。」

許可道副使說：「曾經讀過《名醫錄》，看到書中提到晉代名醫李子豫以八毒赤丸來治療這類的症狀。」

於是羅謙甫開了三顆藥丸給許可道副使，囑咐臨睡前服用，隔天早上起床時將會咳出清稀水狀痰液大約二斗，病情就會好轉了。

隨後羅謙甫又前往白海青診治陳慶玉的兒子，他的兒子白天躺在水仙廟中睡覺時，夢見吃了一塊餅，醒來後心中感覺憂慮，心腹脹滿，胃口不好，飲食減少，身體四肢逐漸消瘦，而腹部卻脹滿像中蠱毒一樣，聘請多位醫師治療，但效果有限，也請了許多法師與巫師前來助念與袪邪，同樣沒有任何效果，晚上睡得非常不安穩，病情持續了一年多。

羅謙甫看了患者，並且詳細詢問患病的前因後果後，思索著這樣的病情既不是因爲受外來的風寒邪氣所影響，也不是因爲吃了過多生冷的食物所造成，到底該根據何種方法來治療呢？這時突然想到這與晉代名醫李子豫所記載的八毒赤丸症狀相似，就開了五到七丸給患者服用，服後吐下了一斗多青黃色的痰涎，氣血逐漸調和，之後再換其他藥物來調理，幾個月後病情就好轉了。

〈原文〉

羅謙甫治入國信副使許可道到雄州，詣羅診候。羅診之，脈中乍大乍小，乍長乍短，此乃氣血不勻，邪氣傷正。本官云：在路到邯鄲驛中，夜夢一婦人著青衣，不見面目，用手去脅下打了一拳，遂一點痛往來不止，兼之寒熱而不能食，乃鬼擊也。

羅曰：可服八毒赤丸。

本官言嘗讀《名醫錄》中，見李子豫八毒赤丸，爲殺鬼杖子，遂與藥三粒，臨臥服，明旦下清水二斗，立效。

又進白海青陳慶玉子，因晝臥于水仙廟中，夢得一餅食之，心懷憂慮，心腹痞滿，飯食減少，約一載餘，漸瘦弱，腹脹如蠱，屢易醫藥，及師巫禱之，皆不效，不得安臥。羅診之，問其病始末，因思之，此疾既非外感風寒，又非內傷生冷，將何據而治？因思李子豫八毒赤丸，頗有相當，遂與五七丸服之，下清黃之涎斗餘，漸漸氣調，而以別藥理之，數月良愈。

——《名醫類案．卷八》

因夢而致病

許可道副使夢中遇見一位不見五官的青衣婦女，以及陳慶玉之子夢中誤食不明餅，兩者都是很奇特的夢境醫案紀錄，屬於因夢而致病的病夢，因爲恐懼夢境中的情境會眞實發生，醒來後出現嚴重的不愉快經驗，於是引起身體病變發生，屬於現代醫學中所謂的惡夢。

惡夢亦稱爲「噩夢」或「夢魘」，做夢者的夢境出現某種可怕的情節，例如被惡魔、怪物，或被人追捕的心悸、緊張感，胸部或身體被壓迫的胸悶感，喊不出、跑不動的恐懼感，令人感到恐怖、害怕的夢境，皆可稱爲惡夢。

現代醫學研究認爲，這種恐懼感是人睡眠時腦部發生短暫缺血所引起的，另外也和基因與做夢者白天的經歷有關。做夢者對夢魘經歷十分深刻，常伴有情緒激動、心悸、冒冷汗及臉色蒼白等自律神經系統亢奮症狀，做夢者有時會深陷在被人按壓難以動彈，需用力掙扎才能醒來的體驗，會引起做夢者內心強烈的負面情緒反應，包括恐懼、害怕、絕望，焦慮與悲傷，通常做夢者驚醒後，常常可以完全回憶起惡夢的情境，並且記得詳細內容，讓做夢者出現困擾，而無法短時間內再入睡。

引發惡夢的原因

惡夢的產生來自於兩大因素：

❶外界的環境刺激：如睡眠狀態改變、鼻咽喉部的壓迫與發炎等疾病，引起呼吸不順暢，誘導大腦皮層產生惡夢。

❷內在的心理創傷：研究發現三歲至七歲的小孩子，最容易產生惡夢，主要是受到小時候的心理創傷經驗所影響。一個人在清醒時，藉由理智支配著生活行爲，所以小時候的心理創傷便被理智抑制住，不容易宣洩而出；當一個人進入睡眠狀態時，理智便失去了抑制的主宰作用，意識被弱化，潛意識就會將小時候心理創傷經驗放大，而從夢境中的情節表現出來。一般而言，社會環境與家庭壓力太大、過度焦慮、緊張、極度疲累、失眠、睡眠不足，或有時差問題的狀況下，睡眠會提早進入快速動眼期（做夢期），而引發惡夢。

許慎在《說文解字》中提到：「魘，夢驚也。」《字苑》釋爲：「眠內不祥也。」《廣韻》則認爲是「惡夢」。

《論衡・解除篇》說：「病人困篤，見鬼之至。」說明一個人在過度疲勞、倦怠的精神下，容易出現鬼魅的夢境。

鬼疰、鬼擊

本案例的夢境表現，在中醫方面診斷爲「鬼疰」，這是一個相當獨特的病名。「疰」，音同「注」，東漢・劉熙《釋名・釋疾病》云：「注病，一人死，一人復得，氣相灌注也。」

渤海郡司農所撰《西荒奇聞錄》一書中有記載，指許多不甘心死亡的冤魂因爲找不到去陰間的路而乾脆滯留人間，但因長期沒有實體，所以忍受了不少痛苦和麻煩，於是有些冤魂便決定入主常人的軀體，用鬼氣擠走人本身的精魂，迷信者便稱爲「流注」，這是相當荒誕不經的奇聞。

其實，「鬼疰」在中醫學上眞正的含意是病人感到自己體內有「不名腫塊」（形狀似鬼）留住在人體內，與現代醫學中的淋巴結腫大、轉移性皮膚腫瘤，或肺結核之類的疾病相似；「流注」則指流竄在身體內隨處可生的多發性深層腫瘤。

此外，鬼擊在臨床上是指突發心腹刺痛，甚或悶絕倒地，並能傳染他人的病證。《肘後方・治鬼擊諸病》記載：「卒然著人如刀刺狀，胸脅腹內切痛，不勝抑按，或吐血、鼻血、下血，一名鬼排。」相當於現代醫學中一種意外撞擊事故（如：中風仆倒癱瘓），或是身體出現不明原因的瘀血、紅斑、腫塊。

《周公解夢．鬼怪》也有提出一些出現鬼魅相關夢境的紀錄：

- 夢見鬼怪，會遇到危險。
- 夢見向鬼怪進攻，則是吉兆，可以避免災禍。
- 夢見自己一見到鬼怪就跑，意味著敵人將被自己征服。
- 夢見鬼在院內，憂愁散。

一般而言，夢境中出現鬼魅的情境都代表不好的預兆。

古籍中相關的治療方法

隨著對本病的了解，後世醫家紛紛提出相關的治療方法，如清朝《金匱翼．鬼迷鬼擊》描述患者更多的臨床表現：

鬼迷者，心氣不足，精神衰弱，幽陰之氣，乘虛而感，令人喜怒不常，情思如醉，或狂言驚怖，向壁悲啼，夢寐多魘，與鬼交通，乍寒乍熱，腹滿短氣，不食，診其脈人迎氣口乍大乍小，乃鬼魅所持之候也。鬼擊之病，得之無漸，卒著人如矛戟所傷，令人胸脅腹滿急痛，不可按抑，或即吐血，或即下血，輕者獲免，重者或致不救，治宜符禁之法，兼辟邪安正之劑。

處方

❶治鬼迷不醒方：雄黃一味研如粉，吹入兩鼻中瘥。安息香取一皀子大，焚令煙起，邪自退。

❷治妖魅病患不言鬼方：生鹿角（鎊）一味爲細末，每服一錢，一言即瘥。

❸治卒中鬼擊方：雞冠血一味，瀝口中令下嚥，仍破雞以拓心下，冷即棄於道旁。

以上所列處方，都是摘錄典籍中所提之處方，僅供參考研究，罹患相似病症還是需要延請醫師協助治療。

現代中醫改善夜間惡夢的方法

❶日常生活習慣養成：規律作息，不要熬夜，少看怪力亂神、暴力方面的影片或資訊內容，以免成爲晚上惡夢的來源；負面心情應有調適管道；規律睡眠，最好是在晚

上十一點前上床睡覺，身體太疲勞，也容易誘發惡夢。

❷飲食的調理：惡夢的產生和情緒的高低起伏有關，可以配合中藥疏肝理氣藥物當茶飲服用，如：玫瑰花、薰衣草、洋甘菊等，都可以適當舒緩一個人緊繃的情緒。睡前切勿吃太多，或吃一些不該吃的東西，或是飲酒過量，也會引發惡夢。

❸睡覺姿勢調整：仰睡和俯睡時，肌肉無法達到完全放鬆的程度。最好的睡眠姿勢是右側臥，雙腿自然彎曲，心臟功能不受影響，血液循環良好，氧氣供應充足，大腦可得到充分的休息。

參考文獻

①A. Michael Anch、Carl P. Browman、Merrill M. Mitler、James K. Walsh《Sleep: A Scientific Perspective》，Prentice Hall出版，一九八八年。

病例 10

夢中與鬼魅交戰

夢見鬼魅所代表的意涵

癌症，自古至今從未停止對人體健康的侵襲。直到現今，衛生署公告二〇一〇年國人十大死因，惡性腫瘤（二八・四％）依然是蟬聯威脅健康的第一名疾病。據統計，每天約二二・九人死於肺癌。古代對癌的認知，從字形上即可以理解。「癌」在古時候稱為「嵒」，是指質地堅硬、表面凹凸不平、形如岩石的腫物，如乳嵒（即現代醫學乳癌）、舌嵒（即現代醫學舌癌），到了南宋・楊士瀛著《仁齋直指附遺方論・卷二十二・癌》一書中，詳細記錄了癌的臨床特徵與症狀：

癌者，上高下深，巖穴之狀，顆顆累垂，裂如瞽眼，其中帶青，由是簇頭，各露一舌，毒根深藏，穿孔通裡，男則多發於腹，女則多發於乳，或項或肩或臂，外證令人昏迷。

黃女士，五十五歲，已婚，G4P3A1
病例號：000001521**
西醫診斷：肺癌（非小細胞肺癌第三期A，non-small-cell lung carcinoma，NSCLC，stage IIIA，T3N1M0）
中醫診斷：肺積、息賁

「談癌色變」是一種內心深處掙扎與恐懼的表現，當一個人被告知罹患癌症的瞬間，患者與家屬通常是陷入驚恐與錯愕的表情，情緒低落，往往需要經歷一段心情轉折後，才能慢慢接受這樣的一個結果；因爲不見得每一個人都能坦然面對這樣的疾病，所以部分患者在家屬刻意的未告知下，終其一生並不知道自己是罹患癌症。

本案例的主角黃女士，二〇〇七年四月在南部某醫學中心，因爲感冒發燒就醫治療，起初不以爲意，但是反覆出現久咳不癒，胸悶，咳中夾有血絲，在家屬陪同下，經電腦斷層和切片檢查而被證實罹患「非小細胞肺癌」，當時聽到消息的震撼讓黃女士難以釋懷，心想自己是一個普通家庭主婦，不抽菸、不喝酒，生活作息單純，也常與人爲善，爲何這種病會找上自己，難道是自己上輩子罪孽深重嗎？還是家裡祖墳風水不好？一連串的疑問和否定自己的想法，鋪天蓋地席捲而來，尤其到了夜晚，更是害怕到睡不著，眼睛瞪著天花板，稍微一入睡就醒來，惡夢連連，夢中盡是恐怖的場景，醒來更是冷汗淋漓，心跳加速，害怕到不敢再入睡，反反覆覆，從聽到消息那一刻就不曾間斷過！

二○○七年五月，黃女士在家人陪同下前來門診，門診中的對談氣氛十分低沉，主要原因是黃女士將罹患疾病的所有原因都歸結到前世因果循環，認爲只要透過消災解厄便能放下自己身心的壓力。然而，身爲醫師的我很清楚知道站在醫療立場，這對罹患疾病的黃女士不見得是最好的態度和結果，只是一種逃離的心態，因此門診中需要讓黃女士重新認識這一個疾病，以及如何增強信心，學習去勇敢面對這樣的一個疾病挑戰，後續的化學治療與放射治療才能不斷的克服困難，獲得最佳的治療效果。

釋懷，才能改善睡眠品質

「黃媽媽！您最近睡不好，失眠很嚴重，這對身體免疫力不太好，要能夠睡好、吃好，這樣才有體力，也才能把病情控制下來。」我開口向黃女士信心喊話。

「沒辦法！我想睡啊，但是眼睛一閤起來，就出現很多很奇奇怪怪的夢，非常恐怖，有夢見自己被追，或夢見身陷在水塘裡，夢中更常常看到許多鬼魅要來抓我，有男、有女，鬼的臉都破破爛爛的，黑黑的表情，自己不斷和它們打架，用手揮趕它們離開，但還是沒有辦法抵抗它們靠近，陸陸續續一直出現，最後自己被驚嚇而醒，同樣夢境一直重複，嚇到都不敢再入睡。」黃女士回應說。

「黃媽媽，您夢中開始出現這些恐怖的夢境，是從您得知罹患癌症之後才密集出現，從那個時間點開始一直到現在這段時間，其實是反映您內心的恐懼與不安，您還沒有放下心來接受事實，並且面對癌症，癌症在您的身體與心中，透過夢境轉換成鬼魅，不斷的侵襲您的健康！」

中醫古書《聖濟總錄．鬼魅》提到：一個人的心（腦），是人體精氣所匯聚而成，也是人體思想和情感的所在，主宰人體的一切活動。當人體心氣不足，腦神經衰弱，便容易受到外界的邪氣乘虛侵犯，好像鬼魅一樣。這種疾病的臨床表現，一會兒開心，一會兒憤怒，感情思慮如酒醉一樣判斷不清，有時胡言亂語，受驚嚇，面向牆壁哭泣悲傷，晚上睡覺時出現許多鬼怪夢境，與鬼交談說話，病情起伏不定，有時發熱，有時畏寒，腹脹滿，呼吸短促，胃口不好，吃不下，把脈時在寸關尺部位脈氣忽大忽小，這是一種好像被鬼魅所侵犯後，出現驚恐、害怕的症狀。

論曰：心者，精之合，神之舍也。心氣不足，精神衰弱，邪氣乘虛而感，則爲鬼魅；其狀令人喜怒不常，情思如醉，或狂言驚怖，向壁悲啼，夢寐多魘，與鬼交通，病苦乍寒乍熱，腹滿短氣，不能食，診其脈人迎氣口，乍大乍小，乃鬼魅所持之候也。

「您現在的情況就好像古書上所提到的，因爲心情受到干擾，所以才會睡眠時不停的做夢，而且都是恐怖的惡夢。」我努力向黃女士解釋做夢的原因，希望能讓她釋懷，並且改善睡眠品質。

輔以中醫來調理身體

在家屬的協助勸說和我的鼓勵下，黃女士接受了採取化學治療，並配合中醫來調理身體的建議。隨後的幾次門診中，黃女士陸續接受了第一線的化學藥物，如健擇與順鉑的治療，期間出現了胃口變差、噁心嘔吐、嘴破、掉髮、頭暈、腹瀉、免疫低下，以及手麻、腳麻等副作用的影響，配合中醫的調理讓黃女士緩解副作用，並願意持續接受西醫化學治療。這是一個非常艱困的過程，無形和有形的內外壓力，都需要很大的信心來支撐，如果是換成自己的親人罹患肺癌，那我們又將如何去面對和付出關懷呢？這眞是一門很深的功課。

隨後黃女士的化療藥物也調整成太平洋紫杉醇、歐洲紫杉醇等，經過第一線治療療程後，二〇〇八年三月由於基因檢測發現黃女士的上皮生長因子接受體有基因突變，因此改成標靶藥物 Gefitinib（艾瑞莎，Iressa）口服治療。這一切似乎有了戲劇化的轉變，二〇〇八年五月，南部某醫學中心再一次對黃女士的病情進行追蹤檢查，發現肺部已經沒有癌細胞蹤跡，因此囑咐黃女士持續服用標靶藥物一段時間，並且再回門診追蹤治療即可。

古人如何解釋夢境中出現鬼魅情境

夢境中出現鬼魅的情境，相信在某些人的做夢經驗中曾出現過。明．陳士元《夢占逸旨》將這樣夢境列爲感變九端之一的「厲妖之夢」，換句話說，是因爲自己的心智容易懷疑猜忌，心神昏亂，而導致夢中出現厲鬼與妖怪作祟的夢境。

《夢占逸旨．感變篇》提到，何謂厲妖的夢呢？因爲無病而死、或被殺而死之鬼，侵襲害人；累積怨恨的人，鬼魅將會報應。人在睡夢中出現鬼魅、妖怪，主要是因爲自己的心智過度憂慮猜疑，精神錯亂，於是這些鬼魅乘著夜幕低垂時侵入，出現在夢中作亂，所以災禍立即顯現，難以祈求平安福祉。

何謂厲妖？強死之鬼，以人爲殃；聚怨之人，鬼將有報。其見之夢寐者，則由己之志慮疑猜，神氣昏亂，然後鬼厲乘其錯暇，肆在作孽，故禍災立著，福祉難祈也……此之謂厲妖之夢。

早在殷商甲骨文時代，就發現許多有關鬼魅的占夢紀錄，顯見當時社會對於鬼魅的畏懼和企圖透過占卜夢境的方式來尋求夢境的吉凶禍福。大體而言，殷人認爲出現鬼夢都是不吉之兆，如殷墟卜辭記錄：

甲寅卜，□，貞亞多鬼夢，不若。——《合集》一七四四七

貞亞多鬼夢，亡疾。四月。——《合集》一七四四八

敦煌《解夢書》中也有提到夢中出現鬼魅的情境，並且認爲夢見鬼魅是好的夢境，這一點和現代人的觀點有許多不同，僅供參考：

夢見與鬼須，延益。

夢見著衣鬼，謙人避情吉。

夢見語鬼，當令富貴。
夢見與鬼神語，富貴。
夢見群鬼散走，大富貴。

中醫典籍談到夢中鬼魅

中醫典籍談到許多有關夢中出現鬼魅的情境，大致可以分成兩大類：

理論類

解釋夢中出現鬼魅的原因和臨床症狀表現，如《諸病源候論》一書的〈鬼魅候〉與〈卒魘候〉兩篇。《諸病源候論．卒魘候》提到：

卒魘者，屈也，謂夢裡爲鬼邪之所魘屈。

認爲睡覺中會突然驚叫，身體卻無法動彈，主要是夢中出現鬼魅的惡夢壓迫所致。〈鬼魅候〉又進一步描述夢中出現鬼魅夢境時，身體的症狀表現：

凡人有爲鬼物所魅，則好悲而心自動，或心亂如醉，狂言驚怖，向壁悲啼，夢寐喜魘，或與鬼神交通。病苦乍寒乍熱，心腹滿，短氣，不能飲食。此魅之所持也。

顯見當時的醫學發展，已經對這類夢境所顯示的疾病有一定的認識和見解。

《普濟方・針灸・夢魘》則提出治療魘夢，以及喜魘夢可以取人體商丘穴來治療；夢見進入水中看見鬼魅，容易被鬼魅壓迫，或看見黑色物體突然襲捲身體而來，則刺足太陽至陽穴。

醫案類

這其中最常見的案例，便是描述婦女夢中與鬼交通（即夢境中出現與鬼魅發生性關係）的治療經驗，如《婦科心法要訣・夢與鬼交證治》《景岳全書・婦人規・婦人夢與鬼交》等。

明朝・張景岳所著《景岳全書・婦人規・婦人夢與鬼交》中，提到婦人會夢中出現與鬼交通，主要原因有兩種（參見表8）：

❶由欲念產生渴望思想，干擾抑制力，而於夢境中產生。

❷先天腦部遺傳基因等缺陷，妖魅從外來侵入。

第一種原因應該是最常見引起夢境出現與鬼交通的原因，主要是因爲少男、少女進入青春期，日有所思則夜有所夢，女性由於當時社會保守，故隱密不談，只好假託夢中與鬼交，這種情形如同青春期男子發生夢遺現象是同樣道理，應屬於正常現象。張景岳進一步提出治療方法，提出靜心與調補正氣來治療，經過妥善醫治後，這種夢與鬼交的情況就會改善，說明當時醫家對於夢境中出現鬼魅，認爲是可以經過治療手段而消失。

此外，中醫婦科重要典籍《婦科心法要訣・夢與鬼交證治》中也記錄了同樣的病症，並提出了類似的治療方法，認爲婦人因爲受到七種情緒（怒喜憂思悲恐驚）影響，不斷鬱悶在內心深處，久了引起心脾功能下降和失調，人體精神無法受保護，鬼邪干擾，魂魄不安寧，導致夜晚常常出現夢與鬼交通的情境，有時會出現一個人獨自傻笑或獨自哭泣。治療上採用歸脾湯，調辰砂、

表8　《景岳全書・婦人規・婦人夢與鬼交》的分類與治療方法

誘發原因	夢境產生	臨床表現特性	治療方法
欲念邪思，牽擾意志	鬼魅生於內心	睡夢中經常出現與鬼交的夢境，與男子夢遺一樣情況。	靜心為主
先天稟賦不佳，外邪侵入	妖魅自外侵犯	言笑不常，如有對晤，或喜幽寂不欲見人，或無故悲泣，而面色不變，或面帶桃花。	調補正氣

琥珀末服之，則志定心清，魂魄安而無邪夢。

本案例黃女士的夢境中出現與鬼魅打鬥，從其發生的時間點，可以推斷是來自被診斷出罹患肺癌之後才陸續出現，因此疾病和夢境發生時間關係非常密切，可以解讀為黃女士因爲癌症的壓力出現，內心的恐懼和不安不斷累積與加重（負向能量增加），自我的信心與外來支持力量不足（正向能量不足），無法短時間釋放掉心中壓力與恐懼，來面對並接受罹患癌症的事實。當負向能量累積到一定的程度，超越正向能量時，人體潛意識自然透過夢境將癌症轉換成爲如影隨形的鬼魅，不斷的出現在夢境中，干擾睡眠與侵襲人體健康。

病例

11

觀世音菩薩現身夢境

以信仰支撐意志力，戰勝癌症！

二○○四年十月某一天的夜晚，門診結束，隨即與住院醫師前往H棟醫療大樓，探視一位西醫住院、會診中醫的詹姓女病患。她是一位將近六十五歲的瘦小婦人，罹患大腸直腸癌第三期，手術切除病灶，並且已經裝置人工血管，進行化學藥物治療。本次住院進行第二次化學藥物注射（使用藥物：5-FU，氟尿嘧啶①）。

詹女士，六十五歲，已婚
居住地：台灣雲林地區
宗教信仰：佛教
病例號：00000026**
西醫診斷：大腸直腸癌第三期（Cancer of T colon，stage III，T3N1M0）

進入病房，只見詹女士瘦小形體，面容憔悴穢暗，躺在病床上，手上已經插滿管子，點滴管中不斷滴下的水珠，像似眼淚般緩緩的沿著手臂流入身體，救命的化療藥物瞬間也成爲侵蝕身體的毒藥，痊癒與惡化在這管路線之間徘徊不定。

病房查房最要緊的事，除了詳細了解病歷外，還有探視病人必須要逐一詢問清楚的三件事情：

吃得下嗎？

睡得著嗎？

大、小便順暢嗎？

當患者這三件事情都還順利時，醫生晚上就比較不會被叩一一九，要是患者有任何一方面不順暢，那麼晚上皮就要繃緊一點，以防隨時有緊急狀況呼叫急救。

觀世音菩薩現身夢境

就在與詹女士閒聊中，詹女士提到最近容易疲勞倦怠，胃口不好，吃一點東西就容易出現肚子脹氣，大便也是一點點，一天三、四次，不是很順暢，尤其睡眠更是糟糕，睡眠品質不佳，晚上睡覺後會出現很多莫名其妙的夢境，反反覆覆的出現，甚至睡到一半因爲夢境而醒來，然後就再也睡不著了，其中印象最深的是反覆出現的三個夢境：

夢境一：場景是自己身處在古代四合院的大廳內，大約傍晚太陽下山，天空灰灰昏暗的狀態。隱約看見一位婦人身穿白衣前來門口探視，當下自己在正廳打掃房間，看到婦人，想問祂是誰，但祂沒有回答任何問話，突然畫面一閃就消失不見，隨後驚醒。

夢境二：四合院客廳中，昏暗的燭光下，看見一位穿白衣婦人，安詳端坐在廳堂，滿堂飄散著一種特殊香味，讓慌亂的心瞬間平靜，自己從屋外廣場看到廳內端坐的白衣婦人，心裡想是不是和上一回所夢見的同一人，想說走進廳堂內詢問看看，自己似乎在哪裡看過這位白衣婦人。進入廳堂的瞬間，滿廳出現白光籠罩，光輝一片，夢境中斷醒來。醒來後，身體並沒有任何不適感，反而覺得內心非常平靜。

夢境三：夢境場景一樣在大廳內，白衣婦人端坐在廳中，自己也在廳內，只見白衣婦人微笑著，似乎想開口說話，突然察覺，夢中的意念是心意相通，不需開口就可以理解彼此間想表達的話語，心裡感受到白衣婦人想告訴我說不用擔憂，夢境就中斷醒來。醒來的那一瞬間，內心突然閃過一個念頭——這位白衣婦人就是家裡供奉的觀世音大士。

詹女士提到自己的雲林老家宅就是一棟四合院的建築，大廳供奉的是觀世音菩薩，自己每天都會虔誠禮佛做早課。

聽了詹女士的述說，直覺上認爲這是一個非常溫暖的夢境，令人溫馨與感動，我向詹女士說：「詹媽媽，不用擔心啦！您的病一定會很快好起來，有西醫幫您治療，也有中醫幫您調理，更有您家供奉的仙佛來加持，大家都這麼愛您、關心您和照顧您，您一定會很快就好起來！」

虛勞證的調理處方

查完房後，看看詹女士病歷上住院醫師已經完成的四診紀錄，屬於中醫所謂的「虛勞證」。虛勞，又稱「虛損證」，在中醫理論上認爲是由多種原因所致的臟腑氣血嚴重耗竭，久虛不復的慢性衰弱病症。現代西醫則認爲是許多慢性疾病過程出現各種虛損症候，各種重病後期的惡液體質狀態。這種虛勞病在東漢・張仲景《金匱要略》一書中有詳細紀錄，也提出了有效的治療觀念和處方用藥。

《金匱要略・血痹虛勞病脈證治》提到：

虛勞裡急，諸不足者，黃耆建中湯主之。

炙甘草湯，治虛勞不足，汗出而悶，脈結悸，行動如常，不出百日，危急者，十一日死。

因此，決定採用以「黃耆建中湯」和「炙甘草湯」兩方合方化裁，讓詹女士在住院期間服用，隨後觀察服藥後情形，再進行修正治療與調理方向，處方如下：炙甘草五錢、桂枝三錢、生薑三錢、麥門冬五錢、生、熟酸棗仁各五錢、石柱人參一錢、阿膠二錢、大棗十顆、生地黃三錢、黃耆五錢。一日兩次，早晚服用。

住院化療期間，詹女士也如預期出現許許多多的副作用和併發症，如噁心嘔吐、吃不下、骨節腰椎痠痛、全身發癢、皮膚紅疹、雙手腳麻脹感、脫髮、下肢水腫、小便量少、小便灼熱感、夜間口渴嚴重、大便次數增加等症狀，往來幾次查房，處方都隨著症候變化而稍加調整，也總算安然度過化學藥物的療程。

看到詹女士以瘦小的身軀仍能夠勇敢面對整個治療過程，讓人感受到她內心無比的堅忍和勇氣，眞希望每一位癌友都能學習她面對病痛與積極治療的渴望心態，由於身體的狀況已經恢復許多，準備離院，囑咐詹女士回門診持續追蹤治療。

夢中出現仙佛的象徵意義

本案例詹女士夢中出現仙佛的夢境是很特殊的病夢經驗，夢境很清晰的描述場景和所見到的事物。明朝・何棟如輯《夢林玄解・仙佛》認爲夢見各種仙佛是因爲「或誠心所感，或天機所現」。這位詹女士的夢境應該就是所謂誠心所感吧！

一般而言，就占夢者的角度來看待這樣的神仙、諸佛象徵的夢境，認爲都是屬於吉兆，如《夢林玄解・仙佛》所述：

夢見諸佛、諸菩薩者，凡事利吉。

夢見佛者，主親有壽、妻有子，事事逢凶化吉。

夢見諸佛、僧人至家，主有降福之兆。

宗教典籍中相關的經驗紀錄

做夢者的虔誠信仰，感動諸佛旨意現於夢境之中，在許多的宗教典籍中也可以看見相關的經驗紀錄，如《無量清淨平等覺經》提到：

……齋戒清淨，心無所貪慕，至精願欲生無量清淨佛國，當念至心不斷絕者，其人便今世求道時，則自於其臥睡中，夢見無量清淨佛及諸菩薩阿羅漢。

此外，傅楠梓《淨土聖賢錄》的夢研究提到，現世夢中見佛乃是修行有成的明證，我們引用其中一個例子來說明這樣的觀點：

羅允枚，太倉人。有一天晚上，他的父親夢見一位僧人要求寄居，第二天早上，羅允枚就出生了，到四、五歲時，還能回憶前生之事；有一天繞著柱子走，突然頭暈跌倒在地上，從此以後喪失前世記憶。年紀稍長，因為多病而放棄科舉考試，後來去參訪檗岩老人，了達向上頓悟的心法，最後又歸向於淨土法門。清聖祖康熙四十年秋天，得病而且危急，忽然聽到空中有聲音說：「勝蓮居士，還有十二年的壽命。」不久，病很快就痊癒了，因此自號爲「勝蓮」。

> 羅允枚，太倉人。父夢一僧求寄居，及旦，而允枚生。四五歲時，猶能憶前生事，一日，繞柱走，頭暈僕地，自後遂失所憶。及長，以多病，棄舉業，參檗岩老人，了徹向上，複回心淨土。康熙四十年秋，病且革，忽聞空中云，勝蓮居士，尚余壽一紀，已而頓痊，因自號勝蓮。

由於做夢者本身就信奉佛教且潛心禮佛，通常這樣的人或家屬，在罹患疾病後更容易從夢境中獲得神蹟顯現，期待能獲得痊癒的圓滿結果，這多少是要彰顯出仙佛的法力無邊，讓人更能信服與更加虔誠侍奉。

我們再引用一則例子來說明夢境與疾病之間的關係，會受到做夢者的行爲所影響：

明朝．徐明甫，好學不倦，敬奉觀世音大士非常虔誠。兒子徐鑛，小時候罹患重病，夫妻兩人早晚向菩薩祈禱。到了第七天，夢見觀音大士說：「不必憂慮，你兒子明天早上就可以起來。」忽然供桌震動大響，所有供果與祭品都掉落地上，但卻沒有一件破損。兒子喃喃自語說：「菩薩救我。」詢問兒子，回道：「正當昏絕時，菩薩前來救我。用水一瓶讓我飲下，清涼入骨，全身出汗而癒。」徐鑛後來中萬曆年間進士。

明徐明甫，力學篤行，禮大士甚虔。子鑛幼遘危疾，夫妻晨夕叩禱，至七日，夢大士謂：「無憂，汝子明旦可起也。」忽聲震几上，所供果碟祭品，俱墜地，而無一損。子喃喃云：「菩薩救我。」詢之，云：「正憒絕間，菩薩來，曰：吾救汝。以水一甌飲之，清涼入骨，舉體得汗而愈。」鑛後舉萬曆間進士。

——《徐氏庭訓》

佛教典籍中所記錄的夢中見佛與菩薩，這些神聖的夢境不是偶然出現，都是經過潛心禮佛後，經歷一段時日的修行，才得以在夢中見到佛或菩薩等聖衆，得到祂們的印證、肯定。當然，除了佛教外，基督教、回教等信奉者都會在夢境中展現奇特的聖者神蹟，有宗教信仰的人似乎更容易在罹患疾病後，透過心靈的渴望與信仰，祈求偉大神祇來協助，以獲得身體疾病的痊癒和心靈的撫慰。

本書要強調的是病和夢之間的關係，因此並不是要去凸顯罹患疾病的人都必須接受宗教的信仰與洗禮才能免於疾病的災難，對於一般無信仰的人仍要有堅強的意志力來和疾病對抗，勇敢面對身體狀況，才能戰勝疾病。

夢境中出現仙佛的吉凶禍福占卜

敦煌《解夢書》中出現仙佛的吉凶禍福占卜，基本上都是好的夢境表現：

夢見禮佛，得貴人力。

夢見菩薩者，主長命。

夢見金剛，得人助力。

夢見佛像，善徵，吉。

夢見形象（指神佛菩薩像），有喜事，大吉。

夢見造幡，福德，吉利。

夢見神廟者，先人求食（另條：必富貴）。

夢見焚香者，主婚姻事。

《周公解夢・佛道僧尼鬼神》一書中，也同樣對於夢中所出現的仙佛吉凶禍福有許多描述：

諸佛菩薩大吉利

畫神佛者得人欽

看神佛者妻有子
佛共人言有福助
入神廟神動大吉
堂上神佛大吉利
神佛不成行大凶
燒香禮拜皆大吉
迎神賽社有外財
仙聖到家福祿至

這些占夢論斷的書都是古代的夢境紀錄描述，對現代的社會而言，是否能夠反映眞實情況，恐怕也是有所爭論，僅能當作參考，不可過度迷信。

古代名醫的醫案

這些紀錄大多表現出做夢者渴望從夢境中獲得仙佛的治療與照應，或藉由仙佛的感應來宣稱獲得有效方藥，這多少顯示當時醫療資源的不足，罹患病症之人無法獲得最好的照顧，於是轉而祈求仙佛的庇蔭與診治。然而，現代醫療科技發達，醫學不斷進步，罹患疾病的人都可以尋求正確的現代醫學治療取得極佳療效，除非是對於一些難治之病，如癌症、遺傳疾病或精神疾病等，病人及其家屬或多或少都會尋求其他另類的療法，來祈求更大的治療效果，幫助患者遠離病痛。

南宋・張杲所著《醫說・卷三》中便記錄有許多神奇治病處方（參見表9），而且

表9 《醫說・卷三・神方》記載夢中得到仙方

病夢	夢境出現的仙佛	夢境內容說明
夢獲神方	夢至一處類神仙居，一人被服如仙官。	虞雍公拜甫，罹患中暑得泄痢疾，夢中獲得治暑泄方。
夢藥癒眼疾	夢皂衣人告訴治眼睛觀音神方。	饒州民郭端友，兩目失光，翳膜障蔽，夢見皂衣人告訴治眼觀音神方，獲得獺掌散與熊膽丸。
觀音治痢	夢觀音菩薩。	李景純傳，有一婦人久患痢，夢見觀音神方。
人參胡桃湯	夢一婦人自後門入。	洪輯，事觀音甚敬，幼子佛護，病痰喘，醫不能治，請禱於觀音，至中夜，妻夢一婦人自後門入，告曰服人參胡桃湯。
神授乳香飲	夢神。	吳大昔，墜梯折傷腰，夢神來云汝，授以乳香飲。
治吐血	夢觀音。	陸迎，忽得疾，吐血不止，夢觀音授一方。

這些處方都是借夢中神仙所傳授，以此來凸顯處方的神奇療效，中醫的醫書或是處方隨處可見假託聖人之名或是神仙所授，藉此來取得後世人的信任，這當中有可取也有不可信，必須詳細釐清。

我們從《醫說》中擷取一案例來加以說明：秀州的進士陸迎，忽然罹患怪病，吐血不止，瘋狂躁動、亂跳亂叫，雙眼無神直視，一直拖到深夜，還想要奔跑出門外，一連兩天都是如此。聘請許多醫師用了各種古代記錄的處方和草藥治療都沒有效果，全家人都不知該如何處理，只好哀求家中所祀奉的觀音菩薩。晚上陸迎睡夢中看見菩薩傳授一個處方，並且告知服用一帖後當可以使病情好轉，處方爲：益智仁一兩、生眞珠二錢、青皮半兩、麝香一錢、碾細末，燈心湯調服用。陸迎醒來後拿筆寫下處方，隔天請人去拿藥服用，病情在服藥後得到痊癒。

秀州進士陸迎，忽得疾，吐血不止，氣蹶驚顫狂躁跳躍，雙目直視至深夜，欲拔户而出，如是兩夕。諸醫遍用古方及草澤單方，拯療不瘳，舉家哀訴所事觀音，夢授一方，但服一料當永除根本，用益智一兩、生珠二錢、青皮半兩、麝一錢、碾細末，燈心湯調，陸覺取筆記之，明日治藥，病隨手而愈。

——《醫說・治吐血》

從這裡可以看出，古人面對危急重病所能採取的方法已經到了醫藥罔效地步時，不得已的情況下，只能藉由家裡所供奉的神祇，希望能感應仙佛，藉此尋求協助治療。

本案例的詹女士本身也是一位虔誠的佛教徒，長期禮佛茹素，當得知罹患疾病時，除了藉由現代的醫學治療外，當然也會希望能夠經由所信仰的神祇來獲得痊癒的可能，協助自己盡早脫離身體上的苦痛，因爲這樣的心理投射，導致在晚上睡夢中出現神佛蒞臨的夢境情節。這一點在現代社會中是司空見慣的情形，常常患者與家屬陷入苦境，對於病情無法得到滿意的治療效果時，便會尋求許許多多的另類療法，這本是人之常情，但多少也會因此而耽誤病情，不可不愼！

詹女士目前持續門診追蹤治療與調理，最近一次遇見詹女士是在二〇一一年十一月，看她精神飽滿，體態豐盈康健，笑容滿面，眞看不出曾經飽受大腸癌病痛與放化療的折磨苦難，內心不由自主替她高興，也深感身體疾病和心態的調適有密切關係。從夢境可以探索患者面對疾病時的心理反應，如何協助和安慰患者遠離痛苦，相信是每一位醫師最大的挑戰與責任。

臨床觀察特點

- 罹患癌症患者是臨床上最容易產生病夢的一群病人。
- 心理（恐、悲、驚、怒）和生理（疾病的病痛）兩大因素是產生病夢的根源。罹患癌症患者面對許多不確定因素增加，包括：恐懼害怕面對死亡，治療的療效、家人的支持力量、醫師的信任度，這些都是誘發夢境的因素。
- 癌症患者的夢境以惡夢和鬼神之夢最爲常見，反映患者內心的悲觀、恐懼和對未來沮喪。
- 癌症患者所做的夢境在醒來後最清晰可見，但是隨時間增加容易忘記。主要是反映出患者不願意再度回想那種恐懼與驚慌的夢境感覺。
- 癌症患者隨病情得到控制和緩解，心情越樂觀，則夢境就越少發生。

注釋

①氟尿嘧啶：一種抗代謝物，一九五七年由Heidelberger和Ansfield開發，作為DNA重要的前驅物胸腺嘧啶的一種構造性類似物。

參考文獻

①晉・葛洪著、明・陳士元增刪《夢林玄解》，朝華出版社，一九九三年。
②後漢・支婁迦讖譯《佛說無量清淨平等覺經》卷三，《大正藏》第十二冊，第三六一號，頁二九一下。
③傅楠梓〈《淨土聖賢錄》的夢研究〉，《玄奘佛學研究》第十五期，二〇一一年，頁一九九。

病例
12

下墜之夢

心靈缺少依賴感與安全感而致夢

來來回回進出急診室已經數不清次數的許女士，在家人的陪伴下進入診間。看到瘦小的許女士一副不安與害怕的神情，令人印象深刻。中醫強調望、聞、問、切四診合參來面對每一位病患，從望診來審視許女士的行為舉止，似乎已經暗示出是屬於心理精神層面的問題而前來就診。

許女士，四十九歲，已婚，G3P2A1
病例號：00005421**
西醫診斷：恐慌症（panic disorder）
中醫診斷：驚悸、怔忡

「醫生！我女兒本來是一位優秀的外商主管，由於責任心重，往往加班到很晚才回到家休息，加上身為單親媽媽，要照顧就讀小學的兒子，常常來回奔波公司和補習班接送的時間壓力中。二〇一一年三月日本發生地震，公司面臨缺貨和聯繫的調度困難，面對高層的憤怒與員工的去留，壓力如排山倒海般一波波襲擊而來，女兒突然出現呼吸困難，胸口如石頭壓迫伴隨，短暫胸口刺痛、心怦怦跳、心跳加速，大約每分鐘一百二十至一百五十，容易出汗，身體不自主顫抖，噁心嘔吐感，頭暈昏沉，覺得每一件事情都變得空虛，感覺自己快要抓狂了。」許女士的母親首先開口說道。

「看起來許女士應該是罹患恐慌症！目前有服用何種藥物治療？」經由初步的判斷，我回答許母，並且詢問許女士服用藥物的狀況。

「是啊！西醫精神科醫師診斷也認為是恐慌症，目前有服用一些藥物控制，但仍然反反覆覆，發作起來心跳加速，感覺心臟要跳出來，血壓一飆高，以為自己快死了，曾經在開車回家時，開到一半突然發作，不敢繼續再開車，丟下車蹲在路邊發呆，嚇到家人，趕緊掛急診，該做的檢查都做了，卻說沒有什麼問題，來回多次，已經把家人累得人仰馬翻了，現在跟公司請假中，卻越來越不敢出門，整天關在家裡，不知道該怎麼辦。」許女士的母親一臉無助，說明著女兒的病情。

「這是因爲許女士出現過度的預期與焦慮，這樣更容易把恐慌發作與發作時的情境連結起來，擔心再度發作，因此逃避相同或相似的情境，但卻導致逃避的範圍越來越廣，不敢做的事和不敢出去的地方越來越多，家就成爲她最後唯一感到安全的地方。別擔心，我來幫她看看。」我安慰許母，並且進一步解釋許女士病情的狀況。

從許女士的脈診來判斷，寸關尺部位出現跳動不規則，忽快忽慢，有時有力，有時卻無力，這是一種結代脈的表現。《金匱要略・驚悸吐衄下血胸滿瘀血病脈證治》提到：「寸口脈動而弱，動即爲驚，弱則爲悸。」

另外，《傷寒論》進一步指出：「傷寒脈結代，心動悸，炙甘草湯主之。」「……胸滿，煩驚，小便不利，譫語，一身盡重，不可轉側者，柴胡加龍骨牡蠣湯主之。」

因此，從許女士臨床症狀和脈象的表現可以歸屬於「驚悸病」證。另外，從舌診來看：當許女士把舌頭伸出來時出現不停顫抖，舌尖珠點多，舌尖紅，舌苔薄白。由於舌尖是對應人體心臟的區域，舌質紅、珠點多顯示出心火旺盛，而心主神明，心與腦部神智活動有關，這都反映出許女士腦部神智受到影響。

反覆出現下墜之夢

「許女士，睡眠好嗎？」我轉向詢問許女士本人目前睡眠狀態。

「睡眠時好時壞，睡得很淺，容易醒來，晚上醒來就想上廁所，也沒喝很多水，但就是想上廁所，去尿尿又只有一點點。最近只要進入睡眠狀態就會做夢，夢中感覺自己在一個空曠的山林中不斷奔跑，然後掉落萬丈深淵，下墜時驚恐萬分，深怕墜落撞地死亡而驚醒，醒來時心跳加速，胸口悶痛，心怦怦跳，汗流全身。稍回神，看看時間才凌晨兩點多，想說躺著再休息一下，奇怪的是一進入睡眠就再次出現夢境，有時從樹上掉下，有時從山頂跌落，有時彷彿掉入深井中，雖然場景轉換，但都出現同樣下墜感的夢，一個晚上出現兩、三次，常常覺得非常疲倦。」許女士戰戰兢兢的回答，有如機器人般的僵硬，每一句話中的每一個字好像要掉下來一般不連貫。

「這是一種恐懼感的夢境！中醫理論有敘述相關的概念，在《素問・陰陽應象大論》提到：『腎在志為恐。』《靈樞》也提及：『恐懼而不解，則傷精。』『恐者，神散盪而不收。』『恐則氣下』這些都是說明人在受到外界驚恐刺激時，會導致腎上腺素過度分泌，引起心跳加速，情緒不安（神散盪而不收）；同時，也會引起腎臟水液代謝功能失常，出現小便異常等病變。」我努力向許女士解釋中醫對目前夢境的看法。

「我來開一個處方，請您服用一段時間，能緩解症狀，夢境也會消失。足夠的睡眠和良好睡眠品質，對您是非常必要的。您可以和西藥錯開一、兩小時服用，不要同時服藥。中西醫合併治療，相信病情應該很快可以改善。根據您的狀況，會以炙甘草湯和柴胡加龍骨牡蠣湯兩方化裁來治療，處方如下：炙甘草五錢、生地黃五錢、桂枝二錢、生熟酸棗仁各五錢、紅棗一錢、石柱參一錢、麥門冬三錢、阿膠一錢、半夏一錢、生薑一錢、牡蠣三錢、龍骨一錢、柴胡三錢、黃芩一錢。許女士，治療過程要有信心，服藥一段時間是必須要的過程。另外，要注意一些生活和飲食細節。」

開完藥後，我進一步叮嚀服藥前後的注意事項：

❶生活規律和放慢生活步調：讓自己生活步調變慢，並且脫離不規律的生活型態，因為不規律就會出現許許多多的變數，這樣容易讓心情處在一種不確定的因素中。

❷認識自己的病情狀況：恐慌是一個時間點的誘發，幾乎都會呼吸困難，迅速轉移注意力。平時調整成腹式呼吸來放鬆與控制呼吸，減少呼吸困難發作。

❸發作時的處置：開車時恐慌發作，停靠路邊，或專注於前方車輛的車牌；上班恐

慌發作，緊抓椅子把手。

❹堅定的信仰：從許許多多脫離恐慌症的朋友身上發現，堅定而樂觀的信仰可以抑制負面想法。

❺家人的支持：營造一個溫暖和充滿愛的家庭環境，讓患者可以得到依賴的寄託，減少不安的感覺。

❻控制飲食：減少茶、咖啡、菸酒、辛辣等刺激物。

「謝謝醫生！醫師的解說讓我很有信任感，我會努力克服病情。」許女士離開診間前，回頭過來向我說道。

從現代醫學的角度來看恐慌症

「恐慌發作」是急遽強烈的焦慮症狀，這類病人都具有敏感神經的緊張特質，對事物要求完美，自我意識強，長期生活在壓力下，缺少休閒活動，而且容易有預期性焦慮。這種強烈的焦慮症狀，來得急、去得也快，在開始發作的幾分鐘內，達到症狀的高峰，然後在二十至三十分鐘內慢慢消退。患者會不斷擔憂下次何時再發作，產生預期性的焦慮，遇到可能刺激發作的情境，就想逃避，行爲發生改變，繼而在想法和行爲上產生惡性循環。

中醫認爲，這類病患可以從「驚悸」「怔忡」等證型表現來理解和治療。

「驚悸」發病，多與情緒因素有關，可由突然遇到驚恐、憂思、惱怒，悲哀過極或過度緊張而誘發，大多爲陣發性，病來得極快，病情較輕，實證居多，病勢輕淺，可自行緩解，不發作時像常人一般。

「怔忡」多由久病體虛，心臟受損所致，無精神等因素亦可發生，常持續心悸，心中惕惕，不能自我控制，活動後症狀加重，多屬虛證，或虛中夾實，病來雖緩慢，病情較重，不發作時亦可兼見臟腑虛損症狀。

人體內在臟腑容易受到怒、喜、憂、思、悲、恐、驚等七種情緒失調，進而影響五臟六腑正常運作，而導致驚悸、怔忡等情志與實質器官病變。

驚者，受外來環境或人事物影響而觸動；悸者，無外觸而自身驚悸之病。如《素問．舉痛論》說：「驚則心無所倚，神無所歸，慮無所定，故氣亂矣。」驚悸與心、膽的關係最爲密切，因心爲君主之官，主神明，掌控人體意識運作；膽爲中正之官，決斷出焉，亦即主宰人的決策。

東漢．張仲景《金匱要略》中列有「驚悸吐衄下血胸滿瘀血病脈證治」篇，並提出「動則為驚，弱則為悸」的診斷，指出「驚」是由於外來因素誘發而導致脈象跳動不安，「悸」則是因為臟腑虛衰而引起心跳動不規則。

《傷寒論》還進一步提出治療方法與處方用藥：

傷寒脈結代，心動悸，炙甘草湯主之。

傷寒八九日，下之，胸滿，煩驚，小便不利，譫語，一身盡重，不可轉側者，柴胡加龍骨牡蠣湯主之。

這兩個處方從古代沿用至今將近千年，仍是治療驚悸等疾病重要的參考方劑。

宋．嚴用和《濟生方》則進一步認為驚悸為「心虛膽怯之所致也」，「或因事有所大驚，或聞虛響，或見異相，登高陟險，驚忤心神，氣與涎鬱，遂使驚悸。驚悸不已，變生諸證，或短氣悸之，體倦自汗，四肢浮腫，飲食無味，心虛煩悶，坐臥不安」，治以「寧其心以壯膽氣，選用溫膽湯、遠志丸」。提出另外一種治療驚悸的方案。

心理學家及文學家所記錄的下墜之夢

「夢墜」是指夢見自己由某一種空間場景突發墜落，在下墜過程出現驚恐害怕感，而突然驚醒的一種夢象。夢境的空間場景有時候是從懸崖、樹上、房頂或天空等高處忽然墜落到無底的深淵。上述夢境常常被心理學家以及文學家所描述、記錄。

佛洛伊德所著《夢的解析》對於墜落之夢的看法，提出跌落的夢常常具有焦慮的特徵。以婦人來詮釋「跌落」夢境，便成爲向情欲誘惑低頭的象徵，所以佛洛伊德學派把從高處墜落的夢境象徵是道德上的墮落（失足）。然而，對於這種墮落夢境，從廣義來看並不一定專指性方面，同時也可以象徵地位、名望、事業等的下降，因此會出現恐懼與焦慮的情緒。

刺激派學派認爲剛進入睡眠狀態時，由於身體肌肉的放鬆，沒有放穩的手腳突然滑落，或者因入睡時血壓的突然下降，這些生理變化的刺激都可能被編入夢中，而成爲墜落之夢。

種族回憶論者認爲墜落的夢境可回溯到人類古老祖先的一種恐懼經驗，人類祖先有很長一段時間居住在樹上，失足墜落（特別是在睡夢中）乃是當時最主要的危險，它通常意味著死亡。

榮格理論對墜落之夢有不同的觀點，他認爲從高處跌下來，表示做夢者的自信心太強或過分控制四周的事情而產生的心理警示，所以「墜落」乃是夢者潛意識「調節」自己心理狀態的一種心理現象。

中國古代記載的下墜之夢

中國古代也有記載「墜落床下」之夢的例子，非常有意思，在此提出來一起分享。

《宋人小說類編・醫卜星相類》記載：

唐高祖將舉義師入長安，忽夜夢身死墜於床下，爲群蛆所食，及覺，甚惡之。乃詣智滿禪師而密話之。江滿即賀曰：「公得天下矣。」帝大驚，謂滿曰：「何謂也？」滿曰：「其死，是薨也；墜於床，是下也：群蛆所食者，是億兆之所趨附也。」

這段紀錄主要是描述唐高祖李淵曾夢身死墜於床下，爲群蛆所食，詢問占夢師智滿禪師，禪師恭賀李淵將得天下，認爲是億萬臣民趨附、將得天下的徵兆。這種占卜夢境的結果當然是從政治的角度去詮釋，若由心理學的角度來看夢境的內容，或許正是李淵因爲打算推翻隋朝，內心承受著無比壓力，夜晚入睡時，才會出現這樣的墜床夢境。

《周公解夢》也有詳細記錄了夢見從高處墜下、夢見墜落山谷、夢見墜落懸崖的意義，當然這也是從推論的角度來解釋夢境的吉凶禍福：

● 跌落主有災，位置的高低主地位，突然地跌落則意味著意外的變故。
● 夢見從坐騎上摔下來，是不祥之兆。
● 夢見從屋頂上摔下來，會被驅逐出境，意味著要被趕出家門。
● 夢見從馬背上摔下來，要去參加戰爭。
● 夢見從大象背上跌下來，意味著受窮或受辱。
● 夢見掉進水溝裡，生意會虧損。
● 老年人夢見從床上掉到地上，意味著病情的惡化，死期要臨頭。
● 女人夢見自己的孩子不小心跌倒，孩子要生重病。
● 夢見自己從雲端掉落，將有不測之禍到臨。
● 夢見自己從天上掉落，將有不測之禍。

●夢見從高空向不知名的深淵墜落，說明你害怕遭受損失。

●如果緩慢地落下，說明你尋求一種新的生活秩序，或者預示著你終於要作出決定了。

●如果當你夢見重重地墜落在地面上，隨即就醒來了，說明你的內心充滿著焦慮恐懼，不信任自己和周遭旁人。

整體而言，在《周公解夢》中，如果夢境中出現墜落之夢，大都是預期不好的事情將要發生，值得觀察和注意的是，該書詳細描述夢境中墜落的空間場景有高空、天上、雲端、騎馬、屋頂、大象、水溝、床等；跌落的速度也有快和慢之分，墜落的速度快則顯示內心充滿著焦慮，不信任自己和周遭旁人。

本案例許女士夢境中所出現的下墜感，如果從疾病的角度來分析，可以看到疾病和夢境之間的關係是非常密切的（參見圖6）。許女士所罹患的是一種情志疾病，現代醫學診斷爲恐慌症，現實中臨床症狀表現與患者在夢境中出現下墜夢時所感受到的症狀是極爲相似的，似乎反映出這一類病患現實中的症狀會在夢境中重複出現。當然，從臨床上觀察，不見得所有恐慌症患者都會出現相同的下墜夢，但要強調的是，只要是屬於驚、恐等情志範疇的疾病，大多數比例的患者，或多或少都會出現類似墜落的夢境。

中醫經典的紀錄

內經《素問・脈要精微論》和《靈樞・淫邪發夢》都有紀錄：「下盛則夢墜。」因爲傳統醫學將人體劃分爲上、中、下三個部位。上部以心、肺爲主；中部以脾、胃爲主；下部以肝、腎爲主。當邪氣侵襲導致人體氣血循環失調或逆亂，邪氣不斷累積在下部肝、腎之位（下盛），則引起肝腎臟腑的病變，從夢中顯現出下墜的夢境（參見圖7）。

肝在五志爲怒，腎在五志爲恐，《素問・陰陽應象大論》說：「腎在志爲恐。」恐對身體的生理活動來說，是一種不良刺激。若腎氣盛，則人在受到外界驚恐刺激時，能自我調節，但若腎氣不足，稍遇驚恐就會出現畏懼不

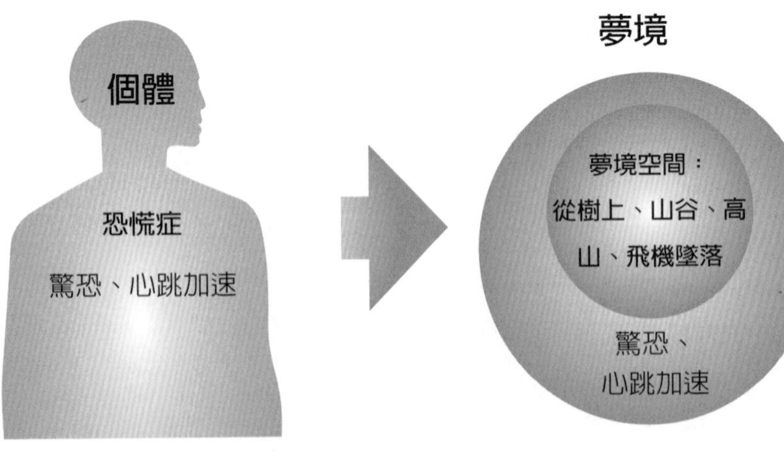

圖6　恐慌症與下墜之夢有類似的感受

安，甚至惶惶不可終日，「恐傷腎」，「恐則氣下」正是說明這種情況。人的情緒包括憤怒和驚恐都會影響下部肝、腎功能，導致氣血失調，故容易誘發夢中出現下墜夢境；因此，下墜夢境多與驚恐、憤怒有密切關係。

《本草綱目》也提到：「恐與驚相似，然驚者，爲自不知也；恐者，爲自知也。說驚者，聞聲乃驚；恐者，自知如人將捕之狀，及不能獨自坐，不能獨自臥，或夜必用燈者是也。」說明了驚與恐極爲相似，聽到聲音都會受到驚醒；恐懼的人往往害怕，時時擔心好像要被人抓走，不敢獨自一人在房間作息或睡覺，晚上必須要開燈才不會擔心。

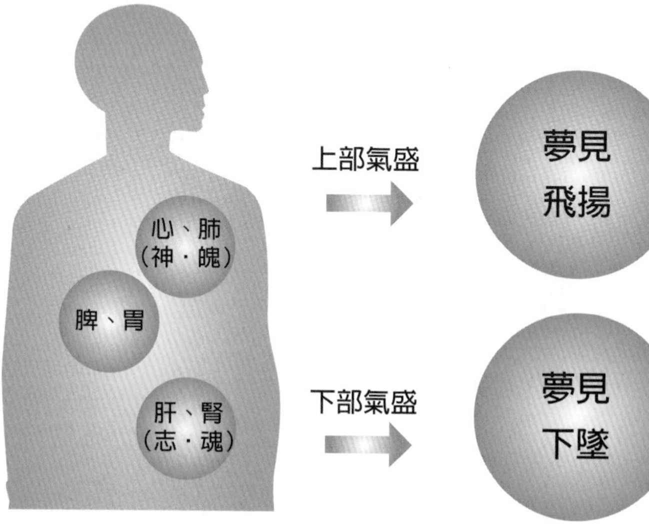

圖7 《內經》對於下墜之夢的理論架構

清代名醫張璐所著《張氏醫通．悸》中提到自己治療心悸的臨床經驗，並且發現患者夢境中同樣也會出現「如墮岩崖」的病夢現象：

又或夢中如墮岩崖、或睡中忽自身體跳動，此心氣不足也，歸脾湯下朱砂安神丸。

張璐認爲這種夢境的出現與人體「心氣不足」的病變有關聯，這有別於《內經》時代以肝、腎爲主要病變的認知，張璐提出這樣的見解，反映出不同時代下對於疾病的觀察角度不同，同時對於夢境的詮釋與認知，也隨著時代不同而有新的論斷。

臨床觀察特點

夢境出現墜落，從個人臨床經驗總結，是人體心靈缺少一種依賴感與安全感，做夢者自我感覺不斷在爲別人付出，但是身邊的人事物都無法給自己足夠的安全感和回饋感受，所以感覺身體缺乏支撐力量，長期不斷累積後，因此在夢境中顯示出自己沒有支撐力般的下墜。

這類型患者除了藥物消極治療外，最重要的是要給予患者強大的支持力量，讓其心理與生理均能感受到安全感，不管是來自醫師所給予的信任感（患者對醫師有足夠的信任感，這樣的治療效果會是最好），或是宗教力量所給予心靈層次的寄託感，親人與家人的愛，都是協助患者走出困境的最好良藥。

參考資料

①克里普納、柏格莎朗、迪卡瓦荷《超凡之夢：激發你的創意與超感知覺》，心靈工坊，二〇〇四年。

病例

13

墜溪之夢

多注意身體健康與宣發情緒的管道

明代福建按察使黃履素（諱承昊）回憶自己年少時曾罹患「鬱證」，常會突然覺得臉部發紅而烘熱感，四肢末梢冰涼，口、咽喉部也常覺得乾燥，舌中間部位舌苔微黃，到了夜晚症狀更加嚴重。他前往蘇州（古代吳國都城，故有吳門之稱呼）就醫，當地庸醫以爲他火熱太盛，開了黃連、黃芩、黃柏等苦寒藥給他服用藥，才服用兩次藥劑，就感覺到自己手腕和膝關節以上異常冰涼，鼻中呼吸也出現冷氣，夢中神魂好像從高高的橋上墜下深谷溪中般，陰陰森森無法自已，似乎快死掉變成鬼。

黃履素只好聘請當地名醫張漣水幫忙治療，張漣水診斷後說：「看目前您的症狀是使用了寒涼藥物等錯誤治療方法，但是目前又不能太快給予辛熱藥物，只要服用八珍湯加生薑和天麻即可，服用一段時間後自然會痊癒。」黃履素按照醫師所指示的方法服藥，病情雖然逐漸恢復正常，只不過體力已大損。

古代醫書中提到：鬱火引起的疾病不能只用苦寒藥物來對治，治療錯誤必然會導致生命危險，被誤治能夠不死已經是不幸中的萬幸了，在此將整過治療過程記錄下來，當作是一個借鏡。

〈原文〉

黃履素曰：予少年患郁火之症，面時赤而熱，手足不溫，復覺咽乾口燥，體中微黃，夜更甚。就醫吳門，粗工投以黃連、黃芩、黃柏等藥，服方二劑，忽覺手足甚冷，漸漸過腕過膝，鼻間突出冷氣，神魂如從高橋墜下深溪，陰陰不能自止，幾登鬼。

延名醫張漣水治之，張云：症雖誤服寒藥，又不可驟以熱藥激之，但服八珍湯加薑及天麻，久當自愈。如法調之，雖漸安而元氣則大減矣。後簡方書有云：鬱不可折以寒劑，誤治必致死，然則予之不死者幸也。夫記之以爲戒鑒。

——《續名醫類案・鬱症・卷十》

夢境中出現下墜之夢是極為常見的夢境之一，明朝古籍《續名醫類案》所記錄的案例內容，和上一篇恐慌症患者所出現的下墜之夢非常相似，只是夢境空間場景不同。本案例主角自述本來罹患鬱證，但卻經過錯誤的治療方法，過度使用寒涼藥物，黃連、黃芩、黃柏等，而導致身體四肢冰涼，出現中醫所謂「少陰病，惡寒，身蜷而利，手足逆冷者，不治」的症候，這是一種人體出現心、腎俱衰竭，全身性陽氣衰弱，精神萎靡不振，對外界事物的反應能力下降，身體蜷曲，下痢，四肢末梢冰冷，極困難救治的表現。

《傷寒論．辨少陰病脈證並治》提到：

少陰病，惡寒，身踡而利，手足厥冷者，不治。

少陰病，四逆，惡寒而身踡，脈不至，不煩而躁者，死。

少陰病，脈微細沉，但欲臥，汗出，不煩，自欲吐，至五六日，自利，復煩躁，不得臥寐者，死。

當患者出現這種陰陽俱衰竭時，內心必然面臨死亡恐懼壓力，睡眠就會出現時好時壞，忽睡忽醒的夢境，這也正是黃履素為何會出現「神魂如從高橋墜下深溪，陰陰不能自止，幾登鬼」的病夢。

在《諸病源候論．卷四．虛勞病諸候下．虛勞喜夢候》也提到，人在氣血衰損，臟腑衰弱時，容易被邪氣侵犯，導致魂魄飛揚，因此做夢頻率增加。

> 夫虛勞之人，血氣衰損，臟腑虛弱，易傷於邪。邪從外集內，未有定舍，反淫於臟，不得定處，與榮衛俱行，而與魂魄飛揚，使人臥不得安，喜夢。氣淫于腑，則有餘於外，不足於內；氣淫于臟，則有餘於內，不足於外……下盛則夢墜。

對照今、古兩醫案，都是病夢的典型表現。前者許女士是罹患恐慌症，引起情志不遂，故出現多夢，夢境以下墜爲表現；黃屢素醫案則是由於因病被誤治，導致人體面臨死亡的威脅，其內心在承受恐懼壓力下，產生類似夢境。

觀察古籍紀錄與臨床兩個醫案，可以得到一個特點：當人體若不斷出現下墜之夢時，必須注意身體健康狀態，以及情緒管理，適度保持心情愉快與良好的宣發情緒管道，避免心情過度低落，或情緒無處可以宣洩而鬱悶終日。

病例

14

不停飛翔的鳥

心火旺，進而干擾到腦的思維活動

「我常常夢見自己好像一隻鳥，上上下下的飛，找不到棲息地，飛到很累突然醒來，醒來後再入睡又出現同樣場景，上上下下飛不停……」

黃同學，二十五歲，未婚
病例號：000001322**
西醫診斷：二尖瓣脫垂（mitral valve prolapse syndrome，MVP）、心博過速
中醫診斷：胸痺、心痛

黃同學是一位品學兼優的學生，國中時代從所謂的放牛班被老師栽培進入升學班，經過日以繼夜的努力讀書，順利進入名校一中，然而在高一時卻突然出現胸痛、胸

悶、心悸，自覺吸不到空氣，胸口如有一塊大石頭壓迫等症狀，死亡恐懼的情緒反覆出現。家人異常緊張，帶著黃同學到處求醫，大多數的醫師都認爲是因爲情緒壓力過大所引起的症狀，開立 Inderal 或 Xanax 等藥服用而稍有緩解，但藥效過後，症狀又再復發。黃同學深感困擾而致功課一落千丈，後來醫師建議轉看精神科，也陸續看了一段時間，吃藥後就陷入昏睡狀態，整天疲勞倦怠感，病情仍不見起色，胸悶、呼吸困難依舊伴隨著他。

最後前往南部某醫學中心進行檢查，心電圖出現心博過速，而心臟超音波顯示：二尖瓣脫垂。主治醫師表示這應該是黃同學出現胸悶、胸痛、心悸的主要原因，建議減少壓力來源，並規律服藥一段時間，病情則會緩解。

期間輾轉經朋友介紹尋求老中醫師診治，這也是黃同學第一次看中醫，只見老醫師把把脈，看看舌頭，問了飲食、排便、小便等問題後，隨口說道：黃同學是因爲「肝氣鬱結、肝氣乘脾土」所致，因此治療採用「疏肝理氣」之法，擬一處方：小柴胡湯加減化裁。處方如下：北柴胡三錢、黃芩一錢半、生薑一錢、紅棗三顆、炙甘草一錢、半下三錢、香附一錢、川芎二錢、陳皮一錢、黨參一錢。三碗水煮成一碗，一天兩次，早晚服用。

黃同學陸續服用半年多的中藥湯劑，心想看起來黑黑令人畏懼的湯藥，竟然也有讓自己的情緒出現緩和的作用，因此對中醫的理論深覺不可思議，經過一段時間的中、西醫調理，症狀逐漸緩解，即使發作也能夠在短暫時間就消失，被打亂的生活步調也逐漸趨於平靜。

二〇〇九年的一次研究所準備考試前，黃同學突發左側胸痛嚴重，牽引到後背膏肓處，持續數分鐘之久，伴隨胸悶、心悸、自覺呼吸不到空氣等症狀復發，在母親的陪同下來到門診尋求治療。

「我兒子最近熬夜讀書準備研究所考試，突然出現胸痛，牽引到後背膏肓穴處，持續數分鐘，期間出現內心恐懼感，不安的感覺籠罩腦海，以爲快要死掉了。目前反覆胸悶，心跳快數，測量心跳大約都在每分鐘一一〇次以上，胸口常覺得有如大石壓著，需要深呼吸才覺得稍緩，多年前也發生過，但經治療已經稍緩解，現在又復發，而且症狀比以前更嚴重，怎麼辦？麻煩醫生幫忙治療！」黃同學的媽媽焦慮的將病情敘述一遍。

「醫師，我需要換心臟瓣膜嗎？我會死掉嗎？」一臉沮喪的黃同學開口跟我說。

「黃同學，不要太悲觀，我來幫你看看，想想辦法，相信能夠將你的症狀緩解，並且調理好，不要先擔心換心臟瓣膜的問題，應該也不至於死掉啦！」我只好慢慢的安慰黃同學，先不要想太多，等我看看整個狀況後再做打算。

「可是我這症狀已經持續十多年，反反覆覆，過度勞累、心情不好或睡眠不足就會出現，有醫師說換掉心臟瓣膜就會好了，但是想到要把自己的胸腔打開來換心臟瓣膜，就覺得很恐懼，而害怕去嘗試。」黃同學依舊不安的述說目前身體的狀況。

「黃同學！等我幫你看完診，服藥後看症狀能否改善，你和家人再作決定好了。」我還是再一次安慰黃同學，請他放下心來，因爲過度焦慮和恐懼，對於病情改善是沒有太大的幫助。

中醫的看病觀點

從脈診來看

雙手寸部脈象微弱，重按無力；關部出現短微數脈象，這是**胸陽不足**的表現，導致陰寒邪氣侵襲胸中部位引起。中醫認爲，胸陽以「心」爲主，而「心」包含兩個概念，第一是實質心臟結構功能；另一是「心主神明」，屬於「腦」的精神層次。

由於胸陽虛衰，病邪侵襲，引起心臟和控制情緒的腦神都出現病理變化，所以會有嚴重的胸悶、心悸、胸痛，甚至心神不寧與焦慮不安的感覺。這種疾病表現在清代名醫喻嘉言的《成方切用・治氣門》中提到：「心中陽氣，如離照（太陽照射）當空，曠然無外，設地氣一上，則窒塞有加，故知胸痹者，陰氣上逆之候也。」

另外，東漢・張仲景所著《金匱要略・胸痹心痛短氣病脈證治》一篇中，將此種病的病機變化與診斷認爲是「胸痺證」，並提出了許多很有價值的處方與治療方向，這些都可以當作我們治療的參考依據。

從舌診來看

舌尖有瘀點、瘀斑。中醫理論提到：「心開竅於舌」「舌爲心苗」，因此舌尖或舌邊上有散在的紫黑色瘀斑或瘀點，這種現象往往提示心血管方面的血液循環出現問題，統稱爲血瘀。這反映出黃同學長期以來身體的血液循環不良，瘀血阻滯在心血管的病變逐漸累積與加重，這可能是由於黃同學長期忙於讀書，久坐或是缺乏適當的運動所引起的結果。

清楚了解黃同學的舌診與脈診病理變化之後，接下來最關心的應該是黃同學的睡眠品質狀態了！

「除了這些症狀表現，還有哪些狀況讓您覺得困擾？」我接著詢問黃同學還有哪些症狀尚未交代清楚。

睡眠的狀況與做夢的情形

「對了！醫生，我常常半夜看到兒子入睡後，在床上翻來翻去，身體緊繃僵硬，冒冷汗，磨牙得很厲害！」黃媽媽補上一句。

「睡眠品質不好，常常睡睡醒醒，明明睡很久，睡起來都還是覺得很累！常常夢見自己好像一隻鳥，上上下下的飛，找不到棲息地，飛到很累突然醒來，醒來後再入睡又出現同樣場景，上上下下飛不停。很奇怪！有時候夢境中也出現好像是自己在地上不斷奔跑，跑來跑去，跑得很累很累！最近出現的夢境是夢中景物不斷快速移動，自己跟著場景移動，累到精疲力盡，醒來後再入睡，同樣夢境又會再次出現，因此睡睡醒醒，很累很累！」黃同學陸續描述了睡眠的狀況與做夢的情形。

「嗯！這些夢境還滿累人的，難怪你睡不好。身體狀況失調，還要做這樣累人的夢境，難怪身體一直好不起來。」我回應了黃同學的夢境表現。

「《黃帝內經・素問・脈要精微論篇第十七》有這樣一段特別的文字描述：『上盛則夢飛』，你目前的夢境還滿符合這個狀態。『上盛』是指陽氣盛於上，這是中醫以氣場過度堆積在上焦，也就是腦部位來詮釋夢境的出現，亦即表示你目前的思慮太過與不斷焦慮，腦部神明功能過度亢進，所以出現這種飛翔於天上、奔跑於地面上的夢境。」

「這樣的病情有救嗎？」黃同學又一次擔心的詢問。

「我們一起來努力！先把身體調理好，你不要想太多。目前從你的臨床表現，脈診和舌診的變化，我們從《金匱》胸痺心痛短氣證的角度切入，先緩解你的胸痛、胸悶、心悸等症狀，整個治療過程需要堅持一段時間，希望你能放鬆心情來服用藥物。由於病情已經持續一段時間了，所以只能採取水煎藥爲主，我開立一帖藥方，你服用七天，處方如下：丹參五錢、檀香一錢、砂仁三錢、浮小麥五錢、紅棗十二顆、附子三錢、乾薑一錢、炙甘草一錢、元胡三錢、吳茱萸一錢。三碗水煮成一碗，早晚服用。隨著病情變化，我們再逐漸調整藥物的方向和比例。然後，你的生活作息與飲食習慣也要注意。」我進一步向黃同學解釋對病情的看法與治療方向，並且囑咐一定要依照所交代的事情徹底改變與執行，包括：

❶避免刺激性食物和飲料：如菸、酒、茶、咖啡、冰涼飲料等。
❷規律的作息習慣：不熬夜，晚上十一點以前就寢。
❸調解情緒和抒壓方法：聽聽自己喜歡的輕鬆音樂。
❹堅持信心：認識自己的病況，不要過度慌亂。
❺運動：符合自己體力能負荷的活動，如散步。
❻與醫師溝通：如要服用其他藥物，必須告知醫師目前狀況。

二診

「張同學，你好，目前情況如何？」

「謝謝醫師，吃藥一週後，胸口痛比較沒有再發作了！只是偶爾覺得左胸刺刺麻麻的感覺還在，心跳也比較沒有那麼快，但胸口仍會覺得悶悶的，好像吸不到空氣，像有石頭壓迫的感覺。」黃同學以緩和的口吻回答了我的問話。

「睡眠如何？還會做夢嗎？」我繼續詢問有關夢境的狀況。

「睡眠還是一樣！夢境很多，很亂、很雜，睡眠品質仍不好，醒來還是很累。」黃同學努力的回答。

「沒關係，在陸續的用藥中，會想辦法改善你的睡眠。讓我再確定一下脈診變化：雙寸脈細，重按稍有力，顯示胸陽之氣逐漸恢復。另外，寸部頭點位置出現短數脈，這應該是因爲黃同學睡眠時仍多夢紛紜，睡眠品質不佳，反覆惡性循環，頭部承受較大的壓力，導致神明失守，亦即氣滯在上焦頭部而無法下降的上盛狀態。」我還是再安慰一下黃同學，並且思索著接下來如何改善睡眠狀態與品質。

「這怎麼辦？我已經很努力不想太多事情，但是入睡前就是會感到煩躁，開始胡思亂想，一進入睡眠就出現夢境。」黃同學補充說明了睡眠前的心情轉折。

「別擔心！我會在原來的處方中再加入幾味藥來調理，讓夢境和胸悶能更緩和一些。處方修正如下：丹參五錢、檀香一錢、砂仁三錢、浮小麥五錢、紅棗十二顆、附子三錢、乾薑一錢、炙甘草一錢、栝蔞實三錢、薤白兩錢、夜交藤五錢、合歡皮三錢。服法同前，一日兩次。」

三診

「醫生，這星期感覺輕鬆許多，胸痛已經沒有再發作，胸悶也減少了，心跳目前大多維持在每分鐘八十至九十之間。夢境也減少許多，感覺上有做夢，但醒來後就忘記了，清晨醒來也不會有太嚴重的疲倦感。真是太謝謝您了！」黃同學一進入診間，開心的說出這一週來的身體變化。

「不用客氣，恭喜你，這只是一個開始，往後還有許許多多的挑戰，等你去努力，要保持平常心應付每一個環節。大部分還是需要靠你自己多注意調整生活步調，並且注意飲食狀態，期間我會陸陸續續再修正一些方藥，務必把其他身體環節調理好。這次除了原來的水煎藥外，我將會再加開一帖藥粉，晚上睡前服用，讓你睡眠更穩定，也不至於再多夢紛紜。處方如下：琥珀○．五克、川七二克、肉桂○．五克。一次一包，一天一次，睡前服用。後續的治療可能長達半年至一年，請你加油！」我回應著黃同學所說的每一句話，進一步給予信心鼓勵，並加強處方用藥的治療方向。

黃同學在門診中陸續治療了一年多，除了偶爾出現胸悶外，其他症狀穩定。也由於經歷這一段治療過程，黃同學對中醫感到不可思議與興趣，自己也順利考上中醫師，投入中醫的工作領域中。

二尖瓣脫垂症

二尖瓣脫垂症是最爲常見之心瓣膜疾病之一，主要是由於瓣葉退化，導致鬆弛、冗長、變厚，也可因腱索、乳頭肌及二尖瓣環，甚至左心室壁病變而導致。臨床症狀表現，如心律不整、心悸、頭暈、呼吸困難、胸痛（由於血液逆流牽扯瓣膜，而導致心肌缺氧）、甚至昏厥等症狀。女性罹患率比男性多兩倍，尤其是年輕高瘦的女性，常有家族史。

中醫的理論和概念

中醫臟象學說中，心在五行中屬火，爲神明之所居，血脈之所主。中醫的心臟象與西醫學的心臟構造相近，但另外包含「心主神明」的概念。換句話說，心與腦的精神、意識、思維活動有密切關係。

《靈樞・邪客》中提到：「心者，五臟六腑之大主也，精神之所舍也，其臟堅固，邪弗能容也；容之則心傷，心傷則神去，神去則死矣。故諸邪之在於心者，皆在於心之包絡。」一個人的胸中部位（胸陽），彷彿像天空中的陽光普照，整個呼吸過程，依循一定的升降上下起伏，如果被陰霾邪氣阻隔，那就會引起呼吸不順暢，喘鳴、咳唾就會因此產生，最後形成胸痺心痛短氣等症候表現。

清・林珮琴所著《類證治裁・胸痺》一書描述極爲詳細：

胸痹，胸中陽微不運，久則陰乘陽位而爲痹結也，其症胸滿喘息，短氣不利，痛引心背，由胸中陽氣不舒，濁陰得以上逆，而阻其升降，甚則氣結咳唾，胸痛徹背。夫諸陽受氣於胸中，必胸次空曠，而後清氣轉運，布息展舒，胸痹之脈，陽微陰弦，陽微知在上焦，陰弦則爲心痛。以《金匱》《千金》均以通陽主治也。

掌握這樣的理論和概念後，治療上可以採取《金匱要略・胸痺心痛短氣病脈證治》篇中所記載的「心痛徹背，背痛徹心，烏頭赤石脂丸主之」爲主要處方，配合陳修園在《時方歌括》中所採用的丹參飲化裁，如此便可以廣泛應用在治療這一類的疾病患者身上，取得不錯療效。

黃同學所出現的症候以胸痛、胸悶、短氣爲主要臨床表現，透過現代醫學的診斷確定爲二尖瓣膜脫垂，經過治療是可以逐步緩解症狀。比較有意思的是，黃同學在罹患疾病期間反覆出現飛翔、景物快速移動或奔跑的夢境，這一點和中醫典籍《黃帝內經・素問・脈要精微論篇第十七》中的文字描述頗有符合之處，這顯示出古代醫家在觀察病夢的用心與智慧，並且運用了中醫五臟理論來加以分析和探討：

……上盛則夢飛，……肺氣盛，則夢恐懼、哭泣、飛揚。

……厥氣客於肺，則夢飛揚，……

有一點稍不同的是《黃帝內經》時代所強調的病夢主要是以肺臟爲主，也就是說，夢見飛翔的產生和肺部病變有關；然而，在本病例中卻是以心爲主要病變位置。中醫認爲，上焦屬心、肺兩臟所管轄，一個人的心受驚嚇會導致氣機逆亂，心神不寧，如《素問・舉痛論》說：

驚則心無所依，神無所歸，慮無所定，故氣亂。

心主神明，心藏神，事實上就是指腦部的精神活動思維狀態，心（神明）受病邪干擾，導致心火旺而出現上盛狀態，進而干擾到腦的思維活動，引起一個人在睡眠狀態時出現反覆夢見飛翔、奔跑、場景快速移動。

同樣的道理，肺臟受病邪干擾也會導致上盛狀態，只是肺臟的病夢出現除了是飛揚情境外，常常伴隨著一個人出現悲傷與哭泣表現。

《周公解夢》中描述夢見飛翔的紀錄

- 飛翔者升遷，飛翔是位置的升高，代表職位的提升，夢見自己飛翔，意味著升遷和生意上獲利。
- 女人夢見和陌生人一起飛翔，則表示自己會離開丈夫、另攀高枝。
- 在空中飛翔，表示精力充沛，且人緣也會越來越好，將受人注目，開始新工作，升職方面的願望將會實現。

戀愛中人和情人一起飛上天空，十之八九會獲得成功。

《周公解夢》這種推論方式是以夢境中出現飛翔和人生事業來做連結，這和中醫以病與夢境相連結的病夢論述是不同的方式。

不同理論對夢境的解讀也不盡然相同

精神分析學大師佛洛伊德從性學的角度，認爲夢見飛翔和性欲有關，飛翔是反映出性活動所出現的喜悅漂浮感；另一位大師榮格則認爲，夢境出現飛翔代表企圖打破自然所加諸種種限制的欲求，渴望從現實生活中的桎結和苦悶逃脫。

從這裡不難看出，不同的理論對夢境的解讀也不盡然相同，病夢的產生和疾病的發作是有密切的關係，從疾病的角度去解讀夢境，幫助臨床中醫師來掌握疾病的發作規律和治療方法，是本書探討的主要意義和目的。

病例 15

鋼琴上的小男生與小女生

反應出腎陰、腎陽受到損傷的夢境

夢中經常會出現各式各樣的人物，有熟識、有不認識，有男、有女，有老、有少，這樣的夢境具有何種獨特的意義呢？若是從疾病的角度來觀察，又會產生何種不同的臨床看法呢？讓我們從這個案例故事中，來爲您剖析這些有趣的問題。

李女士，六十五歲，已婚，G4P4A0
病例號：194275****
西醫診斷：慢性腎衰竭（chronic renal failure，CRF）
中醫診斷：關格、癃閉、虛勞

狹小的門診空間擠進了一大家族成員，快要缺氧窒息的診間環境裡，瀰漫著哀愁的氛圍，七嘴八舌中，大女兒獨排眾議首先開口說：

「我媽媽最近出現嚴重噁心、嘔吐，疲勞倦怠已經兩、三個月了。皮膚癢也已經多年。從二〇〇九年四月開始，媽媽常覺得心跳很快，每分鐘一百下以上，吃半碗飯就會喘，在南部某區域醫院的心臟科檢查，發現有貧血（Hb：一一・〇）、肌酐酸（Cr：一・四mg/dl），當時醫生的注意力都放在尋找貧血的病因，但做了許多檢查都找不出來。二〇〇九年六月，肌酐酸上升至一・五，十月底再追蹤檢查，肌酐酸已經增加至二・六，醫師於是請我們轉看腎臟科。

「二〇一〇年一月中帶媽媽到台北某醫學中心做腎臟穿刺，找肌酐酸升高的原因，這時肌酐酸已經二・九，而且食欲變得很差，容易疲勞倦怠感，也出現噁心、嘔吐感等症狀。二月時，聽親戚朋友介紹去某家草藥店抓藥，剛開始服藥肌酐酸有下降至二・五，但媽媽的皮膚癢卻惡化，晚上常常抓癢到睡不著，睡眠品質也變得不好，因此家人害怕而停止服用草藥，輾轉換了兩、三家醫學中心門診，這時肌酐酸卻已經增加至五・六。

「六月時，醫學中心主治醫師建議服用類固醇治療，並打紅血球生成素，吃降磷藥，皮膚過敏症狀減輕很多，肌酐酸也下降到四・八，家人本來都很高興，然而八月時，媽媽因爲感冒發燒，肌酐酸卻又升到六・三。我們全家都很擔心媽媽的身體狀況，經其他腎臟病友介紹在您這裡看得不錯，所以就帶媽媽前來請醫師幫忙治療與調理。」

「仙ㄟ，我那愛去洗腰子，我兜不愛活啊！」李媽媽以南部台語腔說道。

「李媽媽，免煩惱啦，我來幫您看麥！」我安慰一下李媽媽的不安情緒，讓她了解慢性腎衰竭在現代醫學的研究狀況，也進一步解釋洗腎沒有那麼恐怖，目前狀況也可能還沒有嚴重到那一步。

「頭殼暈，頭殼痛，胃度度，吃飽就想吐，沒胃口，疲勞感，心臟胡亂跳，心頭悶悶！大便不通，想上，都只有一點點。皮膚癢，晚上更癢，睡不著，胡亂夢。晚上頻頻起來小便，一個晚上可以起來五、六次。」李媽媽描述了自己最近的身體狀況。

「醫生，還有啊……我媽媽最近常常喊全身關節痠痛，腳也有一點水腫。」二女兒補充說明媽媽的狀況。

「還有、還有啊！媽媽嘴巴都有一種尿的味道。更奇怪的是，最近我們家小朋友都不敢跟奶奶一起睡喔！」三女兒也趕緊補上一句，深怕我沒有完全掌握李媽媽的狀況。

沉默的小兒子突然開口說：「感覺上，媽媽最近幾年來，夏天和冬天都非常怕冷，手腳四肢冰涼，容易感冒生病！」

聽完李女士與全家大小天外飛來一筆的補充，深深感覺這眞是一個團結與充滿愛的家庭，每一個家庭裡的成員都對媽媽充滿關心與觀察，或許也是李女士辛勞與教導有方，才能凝聚家庭的向心力，將家庭成員圈在一個愛的基礎點上出發，這是觸動人心的一刻，也令我動容。

「李媽媽臉部氣色晦暗、萎黃，暗斑也比較多一些。舌頭表現舌體胖大齒痕、薄白苔、口水多，有瘀班、瘀點。從中醫來看，舌體胖大齒痕，是因爲舌體胖大而受齒緣壓迫所致，故齒痕舌常與胖大舌同見，反映出體內水分代謝失調，在辨證上要考慮是脾、腎氣虛或陽虛。因爲脾、腎主導身體水分代謝，當功能衰退下降，沒辦法運化體內水濕，濕濁瀰漫堆積而導致。

「另外，從脈診透露出寸關尺三部微細，沉遲，重按無力！這樣的脈象顯示身體陽氣虛衰，精血耗竭。東漢‧張仲景所著《傷寒論‧辨少陰病脈證并治》提到：『少陰之爲病，脈微細，但欲寐也。』李媽媽目前正是處在陽氣虛衰，濕濁毒瘀壅滯狀態。」

我向李女士解釋目前所看到的身體狀況和疾病證型，隨後也幫她進行觸診，用手指按壓一下兩腳脛骨上皮膚，發現皮膚塌陷不起，反映出雙腳下肢水腫明顯。

「仙ㄟ，麻煩您喔，您一定要救我！」李女士在我進行檢查時又重複了這句讓人頗爲擔心的話。

「李媽媽，晚上會不會經常起來尿尿，小便量多不多？顏色如何？睡得好嗎？會不會夢很多？」我進一步詢問李女士晚上會不會經常起來上廁所與睡覺的情形，看看能否從中再找到更多的治療線索。

反覆夢到一個恐怖的夢境

「小便量多啊！清清的，像白開水一樣！都不知道尿從哪裡來的。說到睡覺，就更糟糕了，因爲晚上經常要起來小便，所以都睡不好，一躺著睡覺就做夢，盡做一些五四三的夢，亂七八糟。不過，最近倒是反覆夢到一個恐怖的夢，不知道醫生相不相信。」李女士很仔細的回答每一個關鍵性的問題。

「說來聽聽啊！」我請李女士描述一下夢境的情形。

「最近夢裡常見到舊時的房子，像四合院的樣子，自己坐在廳堂，家裡面人來人往、進進出出，每一個人臉部看上去輪廓明顯，但都沒有笑容，身穿舊時藍褂，像清朝服飾，有男、有女。」

「有交談嗎？」我問李女士和夢境中的人物有無互動情形。

「沒啊！只覺得大家都很忙碌，但不知道在忙什麼，好像在準備辦喪事一樣。最奇怪的事情出現了，有一天晚上我獨自睡在小女兒家裡臥房，隱約意識到是在清晨三、四點時醒來，眼睛微微張開，卻發現房間角落的鋼琴上坐了一個小女孩，長髮、身穿深藍衣服，瞪著眼睛看我，眼睛大到讓自己害怕，這時心想會不會是自己小女兒的小孩跑進房間來玩，但是仔細一看，長得不一樣啊，而且房間裡烏漆一片，小孩也不可能這麼早就跑進房間來玩，隨後就驚醒過來了！」李女士一五一十的描述夢境中所有情節。

「嗯！確實奇怪。經常出現同樣的夢境嗎？」我呼應著李女士，仔細聆聽夢境故事，也努力問出我心中的疑惑。

「是啊！只是鋼琴上的小女孩，有時候變成一個小男孩，穿著都相同，也是眼睛大大的瞪著我看，往往都是這樣被驚嚇醒來。」李女士繼續描述片段的記憶。

「李媽媽，沒關係！我先幫您開個方子，首先幫您把身體與腳的水腫處理一下，以免腫得太厲害，影響心與腎功能，另外也嘗試用藥讓毒素能能排出體外。依照您目前的身體狀況來判斷，屬於陽虛水泛，濕濁瘀毒瀰漫證型，採用《傷寒論・辨少陰病脈證并治》中少陰水氣證的眞武湯來化裁治療。處方如下：茯苓一兩、白芍三錢、生薑三錢、白朮一兩、炮附子五錢，酒大黃五分，細辛一錢，車前子五錢，忍冬藤五錢，土茯苓三錢，荊芥三錢。四碗水煎煮成一碗，溫服早晚各一次。七帖，每日一帖。」

聽完李女士的描述後，我隨即向她與家屬說明治療的方向與治療的步驟，另外也囑咐盡量減少蛋白質、肉類的飲食習慣，養成良好的排便習慣，好好休息，良好的睡眠將是影響身體的關鍵因素。

二診

「仙ㄟ！吃藥後腳的水腫眞的消很多喔。大便也比較順暢，感覺身體和以前不太一樣ㄟ，清爽很多。感謝您喔！」李女士進入診間後，等不及她的兒子與女兒們開口說話，自己就先說了。感覺上她的精神狀況改善許多，情緒也沒像上一次那麼悲觀了。

對於夢境與疾病的關係，我還是充滿好奇與疑惑！因此，趁著李女士說著上一次服藥後情形的空檔，繼續追問李女士是否夢中還有出現小男生與小女生的情節。

「有啊！這次更恐怖，睡覺睡到一半，躺在床上，突然眼睛睜開，看到空中一個人臉，瞪大眼睛緊貼著我的臉注視我。我趕緊又閉上眼睛，恐懼的心把所有仙佛法號都唸了一遍，發現好像都不太管用，最後不知何故，自己又迷迷糊糊睡著，醒來已經天亮了！仙ㄟ，有沒有很奇怪，你相信嗎？」李女士將這一週來夢境中反覆出現的情節，做了清楚的描述，連自己都覺得非常不可思議。

「呵呵！心存善念與正念，一切如意平安。按照上一個方子稍微變化一下，讓您睡眠好一點，說不定就不會再有這麼恐怖的夢了。在處方中加入百合五錢、知母一錢，一樣的煎煮藥材方法，與服藥方式，兩週後回診！」我先安撫一下李女士，緊接著說明這一次處方的治療方向。

在二診中，加入百合和知母兩味藥，主要是治療所謂的「百合病」。百合病是中醫所謂的情志病，類似於現代醫學的精神官能症，主要是以神志恍惚、精神不定為主要特徵。臨床上可以運用在睡眠品質不佳的患者身上，通常這樣的患者在入睡後極容易出現多夢紛紜，清晨醒來後出現睡不飽、疲勞倦怠感等表現。

百合病者，百脈一宗，悉致其病也。意欲食復不能食，常默然，欲臥不能臥，欲行不能行，飲食或有美時，或有不用聞食臭時，如寒無寒，如熱無熱，口苦，小便赤，諸藥不能治，得藥則劇吐利，如有神靈者，身形如和，其脈微數。

——《金匱要略．百合狐惑陰陽毒病証治第三》

三診

「李媽媽，您好！這兩週感覺如何？夢有減少嗎？」我趕緊問看看這兩週來服藥的的情形與身體狀況。

「仙ㄟ！多謝喔，現在睡眠比較好了，雖然睡眠很淺，還是要常常起來尿尿，但尿完後可以再入睡，這樣就很滿意了。感覺上好像還是有做夢，但是夢境的內容記不太清楚，早上醒來後就忘記了。自己也覺得身體比較穩定，不會常頭殼暈，噁心嘔吐感也比較少出現，胃口也明顯改善。」李女士說著這兩週來的身體狀態與睡眠夢境的情形。

但有一點疑惑在我的心中還是懸而未解，看到李女士與家屬心情都還不錯，想透過家屬來找尋答案：「李媽媽，您第一次來門診的時候，三女兒有提到她的小朋友都不敢進您的房間和您一起睡，這是什麼原因呢？」

「這是因為小朋友說，奶奶的房間裡有很多奇奇怪怪的人，模模糊糊的，走來走去，房間變得太擁擠，所以半夜不敢和奶奶一起睡。當時怕媽媽擔心，也怕小孩會亂想與害怕，所以就沒有再提到這件事情了。」三女兒一聽到我的問題，馬上開口回答。

「喔！這樣啊。不過，最近好像小朋友都願意陪我一起睡覺了。」李女士回應說。

中醫穩定住腎臟的功能

「李媽媽，您的病情是比較嚴重，現代醫學是根據腎臟的功能狀況來決定治療方式，當腎的過濾功能（腎絲球過濾率）下降到只剩下五％，就要洗腎或是換腎了。中醫這邊會盡量幫您穩定住腎臟的功能，希望能一步一步把身體調整好，這可需要很長一段時間，希望您能堅持，並且加油喔。」

總算找到問題的答案了！

最後，我向家屬和患者解釋了病情的狀況，也提到換腎和洗腎的相關事情，嘗試讓李女士能夠更加放心與釋懷，並且希望加強長期對抗疾病的信心。此外，再一次叮嚀，飲食控制也很重要，有幾點要注意：

❶蛋白質等肉類攝取要減少。

❷茶、咖啡、冰涼飲料、瓜果類水果少吃。

❸含鉀離子高的水果，如香蕉、楊桃、橘子、柳丁等要減少食用。

❹注意血壓變化，每天記錄，少吃鹹物。

❺含磷高的食物也要減少，如肉鬆，醃製的醬菜等。

❻睡眠方面要慢慢調整。

❼排便要通暢，盡量維持一天兩、三次。

「好！我會積極做到的，仙ㄟ！你放心啦。」李女士樂觀的回覆我的叮嚀。

李女士陸陸續續在門診追蹤已經兩、三年了，目前狀況平穩，之前的夢境也未曾再出現過。

慢性腎功能衰竭

慢性腎功能衰竭是內科臨床危重症之一，由各種原因造成的腎臟慢性損傷，導致腎臟失去功能，進而表現許多臨床症狀。現代醫學對於慢性腎衰竭的治療，包括藥物控制、透析（血液和腹膜）和腎臟移植等方法。

慢性腎功能衰竭屬於中醫水腫、虛勞、癃閉、關格等病的範疇。清・何廉臣《重訂廣溫熱論》有詳細的紀錄：

> 溺素入血，血毒上腦之候，頭痛目暈、視物朦朧，耳鳴耳聾、噁心嘔吐、呼吸帶有溺毒，間或猝發癲癇狀，甚或神昏驚厥、不省人事，循衣摸床撮空，舌苔腐、間有黑點。

占卜夢境書籍如何描述與看待夢中人物

李女士夢境中出現的人物非常特別，也是很有意思的情境，這代表何種意義？和疾病之間的關係又是如何解讀呢？

我們先看看占卜夢境的書籍如何描述和看待夢中的人物。晉．葛洪所著《夢林玄解．老幼》一書提到：

夢見老人，大吉，主壽年綿永，財帛豐盈。

夢見身忽老，男子中年夢此主長壽；幼年夢此不詳。

夢見小兒，爲凶多吉少之夢。

夢身化小兒，不論男女，中年夢此主業消財退；老年夢此主疾病死亡；凡人夢此以僧削髮以應之可解。

對於此種夢境的詮釋，葛洪《夢林玄解》認爲決定在夢中所見的人物，與做夢者之間的關係來決定吉凶和判斷依據。老幼的夢境顯示：夢見老人大多是代表長壽、福祿，或財帛將至的吉兆；如果，夢見自己成爲幼兒，則代表凶多吉少，運勢將要衰弱、或受人箝制壓迫。這種分類方法是以自己爲中心，凡是夢中所見人物大於自己年齡則吉兆；夢見人物小於自己年紀則爲凶兆。

本患者夢中所出現的夢境是極爲特殊和恐怖的景象，夢境除了出現過往的人、事、物外，還出現兩名小孩。夢境的出現和疾病有無連結關係呢？確實讓人不易判斷，不過從患者夢境的出現到消失，似乎也暗示著病情的輕重緩急，當病情轉變嚴重時，夢中情境內容使人更驚恐害怕，而且夢境反覆出現的頻率就越高；反之，當病情逐漸緩解，則夢境也逐漸模糊和消失。

中醫學說

中醫情志學說認爲「腎藏志，在志爲恐」「恐傷腎」（出自《素問・陰陽應象大論》），便是指人對事物恐懼害怕時的一種精神狀態，會對腎臟的生理活動產生不良的損傷，這與現代醫學認爲人體因應恐懼壓力，進而刺激下視丘→腦下垂體→腎上腺系統與交感神經系統，分泌皮質類固醇（壓力激素）及正腎上腺素，導致身體出現免疫系統失調有密切的相關。患者由於對洗腎這件事情的認知不足，因此出現害怕與恐懼，造成內心的無形壓力，進一步影響腎臟的生理運作功能，導致睡眠不安穩，進而出現恐怖的夢境。

古代名醫的治療經驗

清・俞震纂《古今醫案按・卷五・七情・恐》記載：高逢辰的表姪，曾經到惠山旅遊，傍晚時分回家途中，在半路上突然看見一個巨大神像臥在寺廟前，恐懼害怕的奔跑躲避，從此以後出現一天大小便五、六十次以上的症狀。周恭前來探視認爲：因爲受到驚嚇，導致心（神）喪失依靠；過度恐懼傷到腎臟排尿功能，這是心（火）與腎（水）兩臟功能失調，無法達成正常運作的狀態，所以進一步影響到小腸（心與小腸相表裡），無法分清泌濁與膀胱（腎與膀胱相表裡）無法正常收縮，進而出現大小便控制失常。

高逢辰表侄，嘗游惠山，暮歸，遇一巨神臥寺門，恐懼奔避，自是便溺，日五六十次。周恭曰：驚則心無所倚；恐則傷腎，是爲水火不交，二臟俱病，故其所合之府受盛失職，州都不禁矣。

不過有一點令人難以理解的是，患者夢境爲何會反覆出現小男生和小女生的情境，這和春秋戰國時代《黃帝內經》所記載腎臟或膀胱罹患疾病後所出現的病夢完全不同，如《靈樞・淫邪發夢》記載：「……腎氣盛則夢腰脊兩不屬。」

《靈樞・淫邪發夢》：「客於腎，則夢臨淵，沒居於水中。客於膀胱，則夢遊行。客於胞殖，則夢溲便。」

《素問・方盛衰論》：「腎氣虛，則使人夢見舟船溺人，得其時，則夢伏水中，若有畏恐。」

這種由於慢性腎衰竭所導致夢中出現小男生和小女生的夢境，應該是一種全新的臨床觀察，有別於《內經》時期的紀錄。藉由中醫的傳統理論來詮釋：腎是人體最重要的部分，也是陰陽的根本，生命的泉源。腎內藏有元陰、元陽，即腎陰、腎陽（參見圖8），是人體物質與功能的貯藏基地，又是推動生理活動場所，主宰人體的生殖與代謝功能。

道教經典《黃庭經・腎部》第十二章提到：「腎部之宮玄闕圓，中有童子冥上玄，主諸六腑九液源，外應兩耳百液津。」這

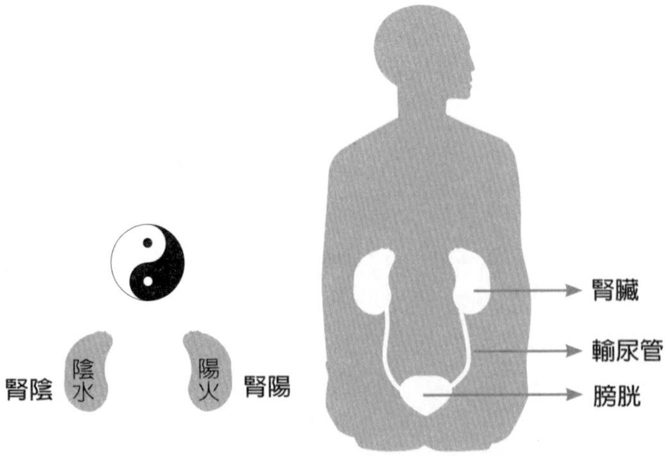

圖8　腎臟在中醫的陰陽關係與現代西醫的結構

裡主要是將腎臟的形狀和功能擬人化，認爲腎爲主水之臟，爲水之宮，兩腎所在位置相對，如陰陽相包之太極形狀，稱爲玄闕圓，其中有一童子，爲腎中所藏之神，稱爲「冥上玄」，字育嬰。主宰人體內五臟六腑與九竅津液的源頭。腎在外開竅於耳，在內則主導全身津液運輸。

《黃庭內景經》也提到：「腎神玄冥，字育嬰。」腎生水，五行爲北方玄武，因玄水深黑莫測，故名玄冥；腎藏精，主生育，故字育嬰。

從這裡可以看出，道教理論將腎臟獨特的水分代謝與生殖功能擬人化爲一童子神，因此可以合理的推論，當人體的腎功能損傷，進而影響到腎陰、腎陽的運作，腎陰擬人化相當於一個小女童，而腎陽擬人化像一個小男童，所以從夢境中投射出腎功能的損傷嚴重，並且產生無形的抗議，使做夢者本身有所警惕，能夠多注意腎臟功能的保護與積極治療。

另外，佛洛伊德說：「夢是一種在現實中實現不了和受壓抑的願望的滿足。」由此來分析李女士的夢境表現，也可以解讀爲：因爲患者本身期待自己的腎臟功能能夠回復到像小男童與小女童般的健康狀態，而這種希望的期待在現實環境中落空，因此夢中出現相反的情境。

病例

16

說天語、夢僧尼的病患

患者與家屬的信任，是一切治療的基石

中國占夢的研究發展，一直到明代崇禎年間陳士元增刪的《夢林玄解》集其大成，也是近代研究占夢學說非常重要的參考資料之一，原書作者爲晉・葛洪。葛洪出生在公元二八四～三六三年間，字稚川，號抱卜子，在當時是有名的醫學家、煉丹術家，一生信奉道教，除了《夢林玄解》著作之外，並將臨床常見疾病、急病及其治療經驗編成《肘後救卒方》三卷，使當時的醫師在面對急症可以參考，並且方便攜帶，算是中醫史上第一部臨床急救手冊。

對於《夢林玄解》的成書過程是非常令人好奇，因爲在當時的社會環境中，葛洪如何去收集普羅大衆的夢境種類，並且深入分析夢境的意義和吉凶禍福，這樣的工作令人深感不可思議，也值得我們進一步研究和探討。

本書在許多地方都有引用《夢林玄解》的內容當作參考，惟一不同的是，本書並不是從占卜夢境的角度來看待夢境的吉凶禍福，而是從疾病的角度來分析夢境和疾病之間的關係，嘗試從患者本身所罹患的疾病狀態，賦予夢境合理的臨床觀察特點與論述。

《夢林玄解・仙佛》中提到夢中出現僧道的夢境，主要原因是由於思念因素、或是氣息相通，這種夢境的吉凶禍福，決定於做夢者的狀態與當時的環境，並且和夢境中所出現的人物、情節有關係，因此並沒有一定的吉或凶：

> 夢見僧，見道者，或思念所通，或氣類所接，或見之而祥，或見之而殃，皆當以成夢之人與其時、其地，及所見於夢者何人、何象，則妖祥自了然可辨矣！

本案例的吳小姐夢境中經常出現僧尼，也是屬於非常特殊的夢中情境，應該有其背後的獨特意義。我們將進一步探討僧尼夢境，並嘗試去解讀夢境和疾病之間的關係。

吳小姐，二十九歲，未婚
病例號：000000721**
西醫診斷：癲癇（伊比力斯症，Epilepsy）、失語症
中醫診斷：癇

第一次遇到吳小姐是在二〇一一年初，當時由母親陪同前來門診，最深的印象是吳小姐開口說話時，竟讓身爲醫師的我第一次完全聽不懂患者所要表達的意思，也聽不清楚她所要說的內容是什麼，彷彿是講天語一般，有著獨特的語音和表情變化。看著吳小姐急迫想表達內心的想法和自身所罹患的疾病狀況，然而我卻一臉茫然不知時，吳小姐就更顯得急躁不安了，說話的語調更是斷續。所幸在她母親逐字逐句的翻譯下，才了解吳小姐所要表達的含意。這下讓自己感觸頗深，面對患者形形色色、五花八門的問題時，需要不斷充實和累積醫學的知識，如此才能妥善的協助患者減輕身體與心理的病痛。

失語症

「十七歲時，在一次感冒中罹患腦膜炎，住進加護病房，經治療後出院，自此就出現失語症和嚴重癲癇，經常大發作，反覆出現，一週數次。做腦部檢查，發現是左側腦部異常放電，找了很多醫師，吃了很多藥，依舊是不斷癲癇發作；在這期間，也求神問卜，但都沒有任何幫助。最近經常睡眠不好，多夢，睡睡醒醒，醒來就睡不著，夢中常常看見尼姑與和尚，不知何故？已經很久很久一段時間了。」吳媽媽在一旁不斷翻譯著女兒所說的每一句話，深怕錯過每一段詳細的發病過程。

在了解吳小姐所罹患的是失語症之後，這下才恍然大悟，原來吳小姐講話像天語一般，不易讓人理解的原因，其實是因爲腦部神經系統受損，進而影響表達能力。由於無法完全了解吳小姐所說的話，因此大多還是透過母親的翻譯，還好吳小姐看得懂用筆所寫下的文字，因此除了聽吳小姐天語般的說話之外，後續都是用寫字來進行雙向溝通。

現代醫學對癲癇的研究，認爲是腦部某些神經元異常放電所致的暫時性中樞神經系統功能失常，以反覆發作爲特徵。發作時會因腦放電部位以及擴展方式的不同，表現出不同的特徵，發作型態複雜，一般概分爲癲癇大發作、複合式部分性癲癇發作、小發作等類型。

中醫對於癲癇的看法

早在春秋戰國時代的《黃帝內經》就有描述：

帝曰：人生而有病癲疾者，病名曰何，何所得之。歧伯曰：病名爲胎病，此得之在母腹中時，其母有所大驚，氣上而不下，精氣並居，故令子發爲癲疾。

——《素問・奇病論》

這裡提到癲癇引起的原因，是來自於婦女懷孕時受到驚嚇所導致。自此以後，不同時代的醫師對於癲癇所引發原因也有不同的論述，如陳無擇《三因極一病證方論・癲癇敘論》提到，癲癇病主要是由於驚嚇所引起，而使五臟功能失去平衡，鬱悶日久產生痰涎，阻塞經脈運行，最後導致癲癇病。病因分成三大類，包括：

❶外因：受到外來風寒暑濕邪氣侵襲而誘發。

❷內因：母胎中受到驚嚇。

❸不內外因：飲食不知節制誘發。

夫癲癇病，皆由驚動，使臟氣不平，鬱而生涎，閉塞諸經，厥而乃成；或在母胎中受驚，或少小感風寒暑濕，或飲食不節，逆於臟氣，詳而推之，三因備具。

風寒暑濕得之外，驚恐震懾得之內，飲食饑飽屬不內外。三因不同，忤氣則一，傳變五臟，散及六腑，溢諸絡脈。①

另外，針對癲癇的治療也有提出相關的治療方法，如葉天士《臨證指南醫案》認爲治療癲癇症要區分虛、實兩種證型來治療。實證：用五癇丸以攻風、控涎丸以劫痰、龍薈丸以瀉火；虛症：應該採用補助氣血，調攝陰陽等方法，例如養營湯、河車丸等處方來治療。

占卜夢境的書籍

關於吳小姐夢中反覆出現僧尼的情境，我們可以先從古代有關占卜夢境的書籍中來探索，了解古人是如何來看待夢境中出現僧尼的吉凶禍福。

晉．葛洪《夢林玄解．仙佛》認爲：

夢見僧，夢者爲男，主女人吉；夢者爲女，主男人兇。主父母有災，子孫添喜。

夢見法師至，主高人術業精；憑人疾病侵；百凡宜攻動，鬼魅遠家門。

夢與僧人爭言，主有鬧氣事。

敦煌出土《夢書》中認爲：

夢見僧尼（即尼姑，非指僧與尼），百事不合。

夢見僧尼，所作不成。

夢見師僧，諸佛守護，吉。

夢見座僧，大吉。

夢見尼，所爲不成。

《周公解夢．和尙尼姑》一書則認爲：

和尚尼姑，看經悶。

僧師教人唸經，吉。

與尼姑交，主失財。

法師登座，主疾病。

從《夢林玄解》、敦煌出土《夢書》與《周公解夢》三本書中，有關僧尼的夢境紀錄來看，似乎並沒有統一的看法，《夢林玄解》與《周公解夢》認爲，夢中出現僧尼有吉、有凶，端看做夢者與環境的關係來論斷；相反的，敦煌出土《夢書》則傾向於凶象爲主，如文中所提：「夢見僧尼，百事不合；夢見尼，所爲不成。」

古代名醫診療紀錄夢中出現僧人的意義

中醫古代典籍中所記錄的名醫臨床治療經驗中，並沒有記載夢中出現「尼姑」這樣的夢境，但如果將「尼姑」的角色轉換，視爲與「和尚」「僧人」同一類型的人物，那麼從古代的名醫診療紀錄中，就可以看到許多獨特與不可思議的夢境，我們一一來檢視這些醫案紀錄，可以發現夢境中出現僧人的場景有其特殊的含意，依據所代表的意義，我們大致上可以歸納爲三大類：

❶夢見僧人授與方藥治療疾病（參見表10）。

❷夢見自己前世是僧人（參見表11）。

❸夢見僧人的預視作用（參見表12）。

夢見僧人授與方藥治療疾病

我們舉出其中一個例子來看看這樣的夢境紀錄，《續名醫類案・反胃・卷七》提到：常熟附近有一位富商，罹患吃了東西就想吐的反胃毛病，於是乘船前往京口的甘露寺進行水陸法會來消災祈福，船到了下岸渡口時，晚上睡夢中出現一個僧人手拿一杯湯給富商喝，喝後感覺胸口暢快，病情緩解。隔天早上進入寺中，看見僧人竟是前一天晚上夢中所出現的僧人，寺中經常用此湯讓前來的賓客飲用，故將此湯改名甘露飲，處方組成是採用乾飴糖六兩，生薑四兩，二味合搗作餅，或焙或曬，再加入炙甘草末二兩，鹽少許，點湯服之。事後，自己在臨汀治療一位罹患相同症狀的小吏很快就痊

表10　夢見僧人授與方藥治療疾病

疾病	夢境內容	出處
反胃	夢一僧授方藥飲用。醒後前往當地寺廟，發現夢中僧人即是寺中僧人。	《續名醫類案・反胃・卷七》
寒嗽	夜夢老僧授方藥治療。	《醫說・神方・卷三》
內障眼	夢一僧授方藥治療。	《醫說・眼疾・卷四》
銅鐵入骨	夢一僧授方藥治療。	《驗方新編・卷十四》
足瘡	夢四神僧。	《奇效良方・瘡瘍門・卷五十四》
飴糖	夢胡僧。	《本草綱目》
綠豆	夢僧授一方。	《本草從新・穀部・卷十二》
大痲瘋	夜夢僧授藥一丸。	《觀音靈感錄》

癒，因此將醫案記錄下來，切勿忽視這個處方的效用。

常熟一富人病反胃，往京口甘露寺設水陸，泊舟岸下。夢一僧持湯一杯與之，飲罷便覺胸快。

次早入寺，乃夢中所見僧，常以此湯待賓，故易名曰：甘露飲。用乾飴糖六兩，生薑四兩，二味合搗作餅，或焙或曬，入炙甘草末二兩，鹽少許，點湯服之。

予在臨汀療一小吏，旋愈，切勿忽之。

第一類的醫案紀錄在歷代的典籍中非常多，而且均是夢中見到僧人授與方藥治病療疾，深入研究與探討這些醫案紀錄，我們可以發現其主要目的不是探討夢境中僧人與疾病之間的意義，而是要凸顯兩種意義：

❶做夢者渴望獲得自身疾病的痊癒，於是祈求夢境中所出現的僧人授與方藥來治療疾病而獲痊癒。

❷藉由夢境中僧人的神蹟顯現，來強調方藥的神奇效果。

做夢者所罹患的疾病，通常在服了藥方後很快就痊癒了。這在當時不發達的醫療環境，延請醫師看診是非常困難的一件事情，因此假託神奇的夢境中僧人所授與的方藥，企圖讓普羅大衆深信這些藥物具有非常神奇的效果，而且非常珍貴。

夢見自己前世是僧人

這一類的夢境都是以人物爲主，強調的是具有非凡成就的名人或是得道的高僧，在出世之前，其母親懷胎時都會夢見僧人前來夢中，藉由夢境中的神蹟顯現來凸顯將來偉大的成就或人格，得到後人的懷念與尊敬。

如中醫婦科名醫傅青主，出生時就充滿神奇色彩，在《傅青主男科重編考釋》記錄了這樣的典故：傅青主母親懷孕時夢見老比丘後，順利產下傅青主，剛出生時並沒有像其他胎兒一樣大聲啼哭，有一天門口來了一位眼盲的僧人，說道：既然來到人世，爲何不啼哭？後來

表11　夢見自己前世是僧人

人物	夢境內容	出處
傅山	母夢老比丘而生傅青主。	《傅青主男科重編考釋》
崔仁澆法師	母薛氏，夢見僧謂曰：「宿因所追，願為阿襄之子。」	《全唐文・卷九二二》
宋濂	母夜夢僧，手書《華嚴經》，謂：「吾乃永明延壽，欲假一室，以終此卷。」醒濂誕生。	《水鏡回天錄白話解・文士篇》
蘇子瞻	名軾，眉州眉山人也。母程氏，方娠，夢僧至門，遂生子瞻。	《新纂續藏經・居士傳二十六》第八十八冊，一六四六號

嬰兒才開始啼哭。傅青主六歲時不太吃一般的穀物，只吃黃精一味，強迫他吃，才勉強吃下穀物。

傅山，字青主，一字公之他，太原人。母夢老比丘而生，生復不啼。一瞽僧至門，云：「既來，何必不啼？」乃啼。六歲食黃精，不樂谷食，強之，乃復食。讀十三經、諸子史，如宿通者。

另外，文學大師，也是唐宋八大家之一的蘇軾，字子瞻，眉州眉山人，母親程氏正當懷孕時，夢見僧人來到家門口，於是生下子瞻。蘇軾本身也在文章中提到在七、八歲時，常常夢見自己就是一位僧人。

夢見僧人的預視作用

第三類的夢境出現僧人，屬於夢的預視作用，亦即夢境中出現的情境會在將來的現實環境中成爲事實，這是一種很奇特的夢境，也很難用科學的角度來詮釋，例如做夢者提早在夢境中出現飛機失事、往生者，隨後在現實環境中成爲事實。最有名的一個例子是清代駢文八大家之一的袁枚，在四十歲左右，相士胡文炳為他占了一卦，說他六十三歲生子，七十六歲

表12　夢見僧人的預視作用

人物	夢境內容
袁枚	夢見僧道言將死。

壽終。袁枚一直活到了七十六歲，晚上做夢看見僧道言死，於是袁枚深信自己是死期將至。

患者與家屬的信任，是一切治療的基石

吳小姐自從十七歲罹患失語與癲癇後，經過長期的治療至今，將近三十歲左右，經常出現許許多多不同夢境主題，其中最重要的是出現僧尼等情境，想要解讀與理解夢境中的僧尼意義似乎有點難度，但若是從疾病的角度來分析，應該與第一類型的夢境有相關性，目前我嘗試從幾個面向來探討其中的意義：

❶由於吳小姐的住所位於香火鼎盛的寺廟附近，當罹患疾病後經過長期治療，仍無法獲得最佳結果。家屬在束手無策的狀況下，尋求神蹟治療是可以理解，故經常帶領至神壇或是寺廟，求佛拜神，因此不斷經驗累積與暗示下，在夢境中轉換出僧尼人物等場景。

❷當面對現代醫學的治療仍無法獲得痊癒時，吳小姐渴望藉由夢境中所出現的僧尼神蹟顯現，來提示治療疾病方法或授予神藥。

❸吳小姐渴望藉由夢境中僧人或尼姑來指點迷津，消除心中對疾病的疑慮與不安。

一般面對如此複雜的病人，想要在短期間治療就取得療效是極其困難的事情，但是能得到患者與家屬的最大信任，是一切治療的基石。

最奇特的事情發生於二〇一一年四月，吳小姐在某天的一次癲癇大發作後，竟然無師自通，努力作畫，並將畫作拿來門診贈送給我（參見圖9），讓我頗感訝異！詢問以前是否學過畫畫，吳小姐與家屬均表示並未學過任何繪畫課程，也從未有任何相關繪畫訓練。

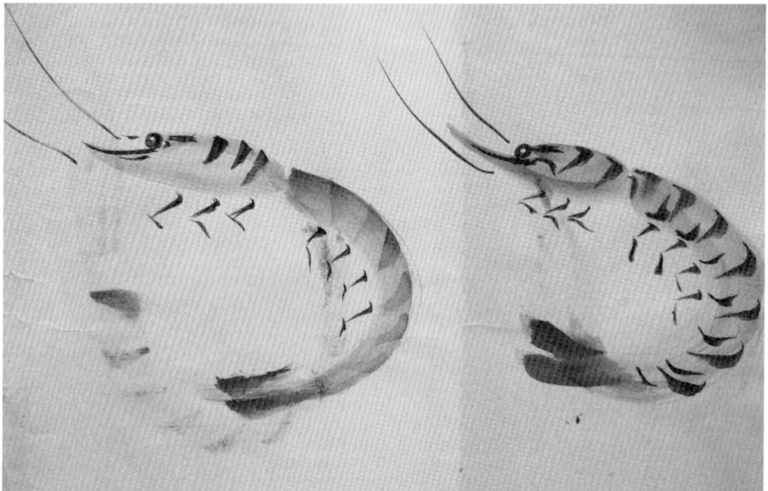

圖9　吳小姐所繪的蝦子畫作

從畫中是否能解讀出目前吳小姐的內心世界呢？這是一個很有意思的考驗，詳細審視這畫作可以歸納幾項重點特色：

- 畫作是以墨水呈現的黑白圖像，並非彩色。
- 蝦子的形態是蜷曲狀。
- 蝦子的眼睛特別突出。
- 蝦子頭胸部出現三隻腳，而腹部出現四隻腳。

個人目前解讀認為：該畫作均以蝦子為主體，似乎透露出吳小姐內心所要表達癲癇發作時，身體蜷曲與抽搐狀態的痛苦。另外，吳小姐繪畫中所用色彩是以黑白為主，並且將蝦子的眼睛畫得特別突出，反映出她眼中所看到的人事物與自覺身體疾病狀態都是屬於灰黑暗色系，透露出心情狀態也屬於灰色的心態。

然而，在另一次癲癇發作後，吳小姐已經忘記如何作畫，門診過程我嘗試要求吳小姐再繪一幅同樣蝦子畫作，吳小姐表示自己不會畫了，並且也說自己對繪畫沒有什麼興趣。

在中醫的調理與治療過程中，因為患者的失語症造成溝通上不容易，因此我也請吳小姐將每日所發生的事情或是夢境記錄下來，用來觀察與了解疾病與身體的健康狀態。我嘗試看一下吳小姐的一部分筆記內容，從中發現吳小姐容易受到外界環境的影響，生活周遭的人事物容易進入其夢境中投射出來，進而影響或干擾其腦部的認知和運作。

吳小姐目前治療的狀況：癲癇發作頻率大幅下降，以前發作幾乎是每天或是不定時，家人深感困擾，必須隨時陪伴在身旁，深怕發作時出現意外，現在減少爲一個月僅發作兩次，且從發作頻率來分析，與每個月的排卵期和月經週期有關，亦即一次發作是在每個月排卵期前後，另一次發作是在月經來前，這樣的狀況改善，吳小姐家屬已經深表滿意，因爲能夠預期何時會發作，然後給予密切注意。

從吳小姐現在這樣的癲癇發作頻率來看，應該和其體內女性荷爾蒙變動有關，因爲荷爾蒙變動劇烈，然後導致腦部神經異常放電誘發癲癇發作，我將嘗試採用中醫調經週期理論來處理吳小姐的荷爾蒙變動狀態，看看能否再減輕其發作頻率。

古籍注釋

①白話翻譯：所謂的癲癇病，都是因為受到驚嚇恐懼，影響到臟腑氣血，若鬱滯，就容易在體內產生痰涎，進而阻塞驚絡，使體內陰陽氣不相順接，使人發生四肢厥冷，甚至昏厥的現象。真正致病源因，仔細觀察，可能是母親懷孕時受到驚嚇，影響到胎兒，或在年少的時候外感風寒暑濕之疾，或因為飲食過飢、過飽不知節制；其實一般都是三種原因同時具足所引起的。風寒暑濕屬於外邪，驚嚇恐怖震攝心神屬內因，飲食飢飽不節屬於不內外因。致病的原因雖然有三種，但三種病因都會讓人臟氣不調，五臟互相傳變（中醫理論五形相生相剋），嚴重會影響六腑，擴及全身經絡。只因一臟之氣不平和，導致全身經絡俱皆閉塞，隨患者本身體質不同，會呈現不同的症狀，如所謂豬、羊癲等六畜之聲音形態，各隨著主要衰弱的那一臟器而有不同脈證顯現。古名之三癇、五臟癇、六畜癇，乃至一百二十種癲癇的分類，也不外是以患者致病之因、稟賦不同、臟腑體質強弱不一、個性脾氣不同，才產生那麼多種病態症型。然而推求上述諸癲癇的病因原由，也不出前述討論的三種原因。

結語

從個人的臨床經驗和觀察紀錄爲出發點完成這一本書，雖然從統計學的量和質角度來看，書中的內容仍有所不足之處，但也是一個新的開始和嘗試。

限於有限的篇幅，仍有許多夢境與疾病關係無法一一記載，例如：夢境是否具有色彩，彩色的夢與疾病的關係又是如何解讀呢？某些人的夢境像電影般一幕一幕的轉換，醒來後消失，入睡後竟然還可以繼續編織相同的夢境內容，彷彿是連續劇一樣，這和疾病又有何關聯呢？爲何有些人的夢瑣碎不堪，一整夜都在做夢，醒來後卻完全忘記了，這該如何從疾病的角度去解讀呢？這些都是非常有趣的夢境故事，有待以後再逐一寫下每一個點點滴滴的故事。

書中的內容不是要強調怪力亂神，而是非常務實的從中醫學的角度和現代醫學來討論每一個發生在患者身上的夢境表現，希望每一位臨床醫師能夠藉由和患者的互動，多方面詢問患者的睡眠狀態和夢境內容，說不定可以發現更多隱藏在患者背後的治療切入點，以協助患者遠離生理和心理的苦痛。

中醫的語言是艱澀的，不容易轉換成普通的語言來描述所有的特殊名詞，想要保有中醫的特色，又要引領讀者進入這些故事內容中，只好捨棄許許多多的內容，未盡完善之處，敬請讀者見諒！

The Eurasian Publishing Group
圓神出版事業機構
用心與你對話・網野無限寬廣
究竟出版社 Athena Press

http://www.booklife.com.tw inquiries@mail.eurasian.com.tw

第一本 036

夢病：身體哪裡出狀況，夢會告訴你

——張永明醫師為您釋夢談病

作　　者／張永明
發 行 人／簡志忠
出 版 者／究竟出版社股份有限公司
地　　址／台北市南京東路四段50號6樓之1
電　　話／(02) 2579-6600・2579-8800・2570-3939
傳　　真／(02) 2579-0338・2577-3220・2570-3636
郵撥帳號／19423061　究竟出版社股份有限公司
總 編 輯／陳秋月
主　　編／連秋香
專案企畫／吳靜怡
責任編輯／劉珈盈
美術編輯／陳素蓁
行銷企畫／吳幸芳・簡琳
印務統籌／林永潔
監　　印／高榮祥
校　　對／張永明・連秋香
排　　版／莊寶鈴
經 銷 商／叩應股份有限公司
法律顧問／圓神出版事業機構法律顧問　蕭雄淋律師
印　　刷／祥峯印刷廠
2012年3月　初版
2012年4月　2刷

定價 270 元　ISBN 978-986-137-151-1

生物有如沿著時間來折疊，一旦完成後就無法再打開的折紙。

如果要問生命是什麼，就可以這樣回答。

——福岡伸一，《生命是最精彩的推理小說》

國家圖書館出版品預行編目資料

夢病：身體哪裡出狀況，夢會告訴你——張永明醫師爲您釋夢談病 / 張永明著. -- 初版. -- 臺北市：究竟，2012.03
248 面；14.8×20.8公分 --（第一本；36）

ISBN 978-986-137-151-1（平裝）
1. 中醫診斷學 2. 辨證論治 3. 夢

413.25 101000604